H5N1
GRIPPE AVIAIRE

C'est naturel, c'est ma santé

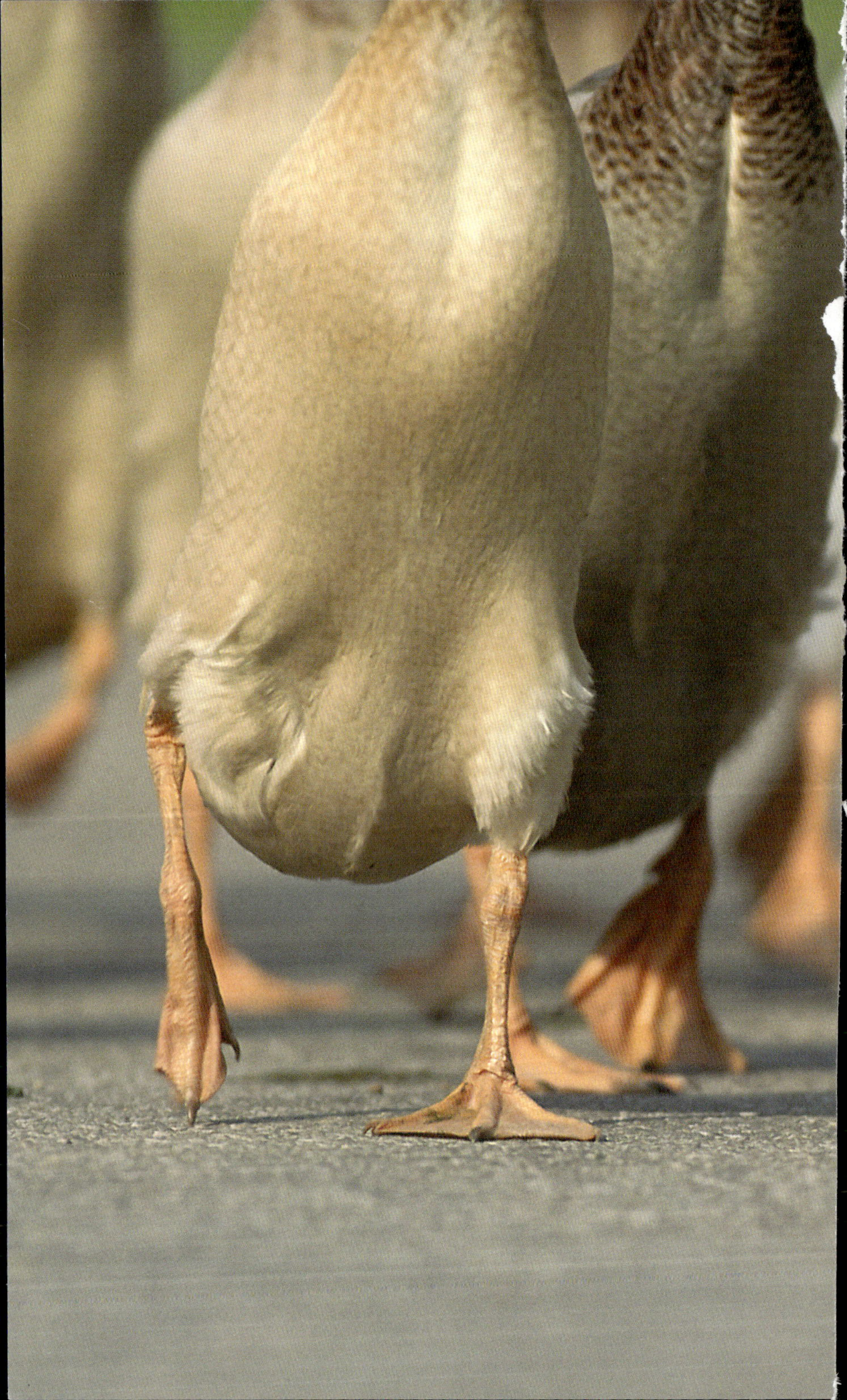

H5N1
GRIPPE AVIAIRE

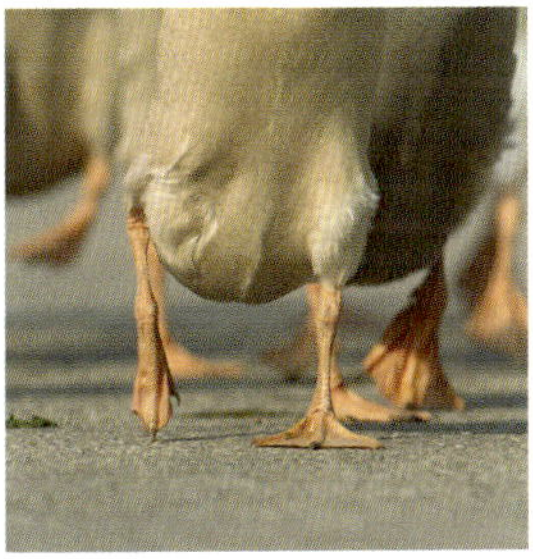

Editions Alpen

Alpen Éditions
Pastor Center
7, rue du Gabian
98000 Monaco

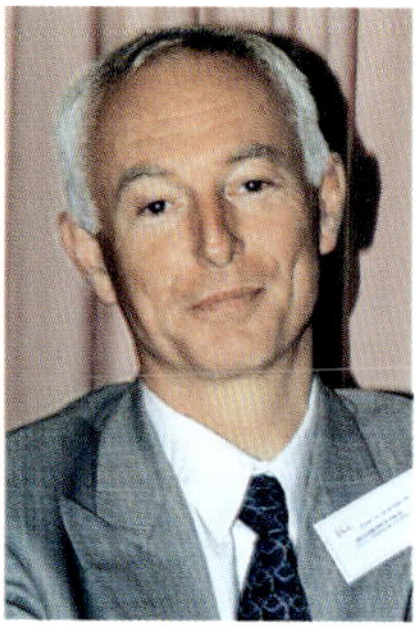

Professeur des Universités en Maladies Infectieuses et Tropicales, Pierre Dellamonica est responsable du service infectiologie au CHU de Nice. Son service participe à de nombreuses recherches sur les antibiotiques, les vaccins et les médicaments antiviraux. Dès le début de l'épidémie de sida, Pierre Dellamonica s'est fortement impliqué dans la prise en charge des malades, Nice étant après Paris la deuxième ville de France pour le nombre de cas. Très actif dans la lutte contre cette terrible maladie, il participe à la mise en place d'aides internationales dans les pays du tiers monde.

Du même auteur :
La vérité sur les vaccins. Éditions Alpen, Monaco.

Direction : *Christophe Didierlaurent*
Suivi éditorial : *Fabienne Desmarets*
Mise en page et infographie : *Alexandre Milhem*

Crédits photos :
Banana Stock, Brand X, BSIP, Digital Vision, Image State, Image source, Photo Alto, Photo Disc,

Dépôt légal : 1er semestre 2006
ISBN : 2-914923-77-5

Imprimé en France
Imprimerie Baud,
Dépôt légal n°525 : 1er semestre 2006
Saint-Laurent-du-Var

Pourquoi ai-je écrit ce livre ?

L'actualité de la grippe aviaire remet l'infectiologie sur le devant de la scène des problèmes de santé communautaire. En effet, après la peste et le cholera, la grippe a été reconnue comme une maladie pandémique humaine en 1918. On dit qu'elle est pandémique car elle a fait le tour du monde en quelques mois. Elle est restée de fait dans la mémoire collective car a posteriori on a pu estimer qu'elle avait tué plusieurs dizaines de millions de personnes.
La situation de 1918 a été dramatique car cette épidémie est survenue à la fin de la Seconde Guerre et a provoqué plus de décès que le conflit lui-même. Comme la guerre, la grippe a surtout concerné les jeunes qui avaient échappé à la tuerie de 14-18.

Le virus qui nous menace aujourd'hui est, comme en 1918, un virus aviaire mais il n'a pas encore muté pour devenir transmissible d'homme à homme. À l'époque, les médecins découvraient la contagion et les moyens préventifs étaient inexistants. Le but de ce livre est d'apporter une information simple qui permette à chacun de comprendre cette maladie et sa contagion pour prévenir au mieux le risque de contamination. Un plan national est préparé pour limiter l'impact de l'épidémie mais bien évidemment, vu la très grande contagiosité des virus grippaux, une grande rigueur et discipline seront nécessaires dans l'application des recommandations.

Le plan français est intégré dans le plan européen, lui-même coordonné par l'Organisation mondiale de la santé (OMS) avec les plans d'autres continents. Les pays en voie de développement ont malheureusement des plans beaucoup moins développés, pour ne pas dire inexistants. Ce seront les caractéristiques du virus, s'il mute, et l'aide du réseau de surveillance mondiale qui permettront de prévoir l'épidémie et la mise en place extrêmement rapide de mesures curatives et préventives pour limiter la pandémie.

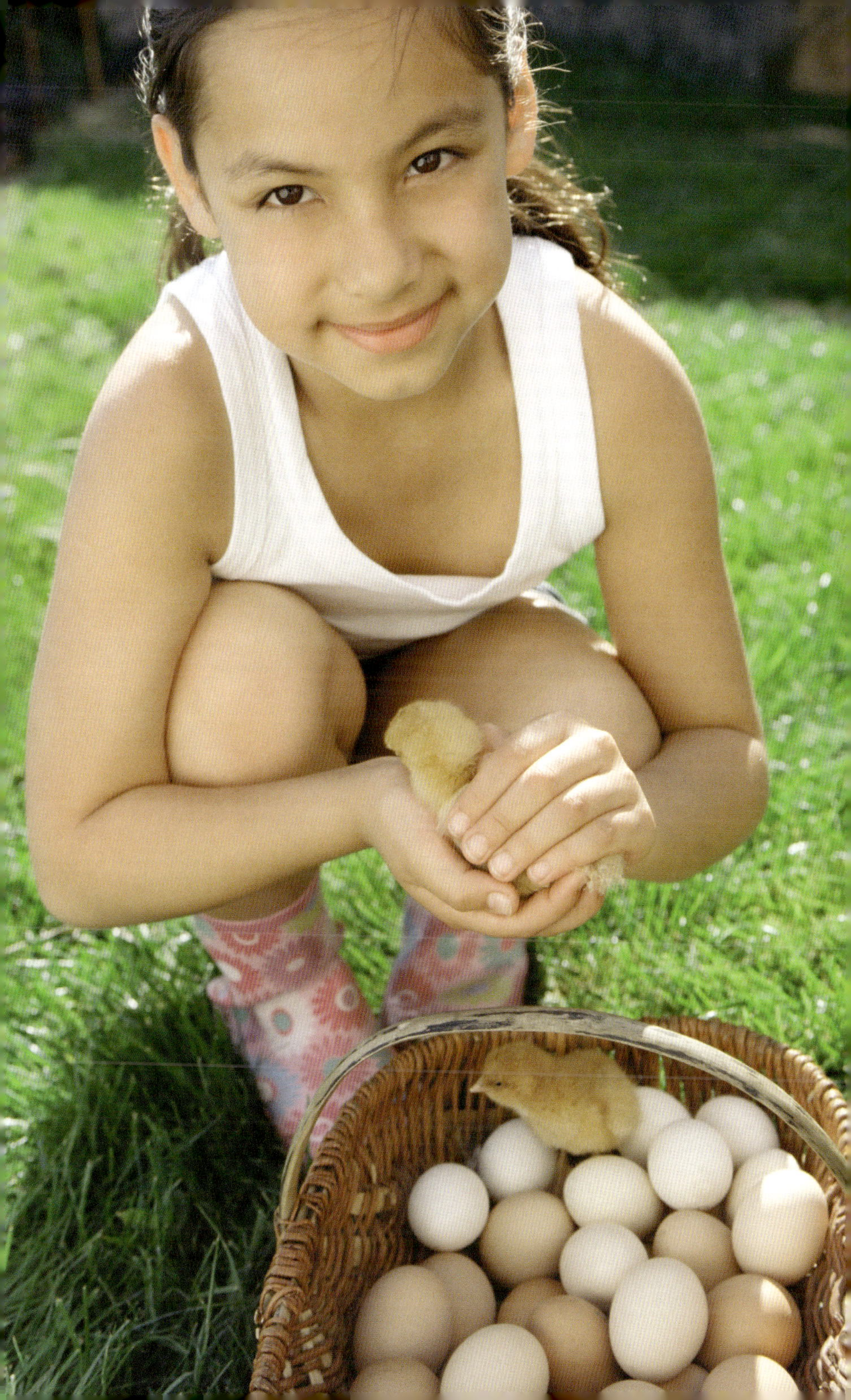

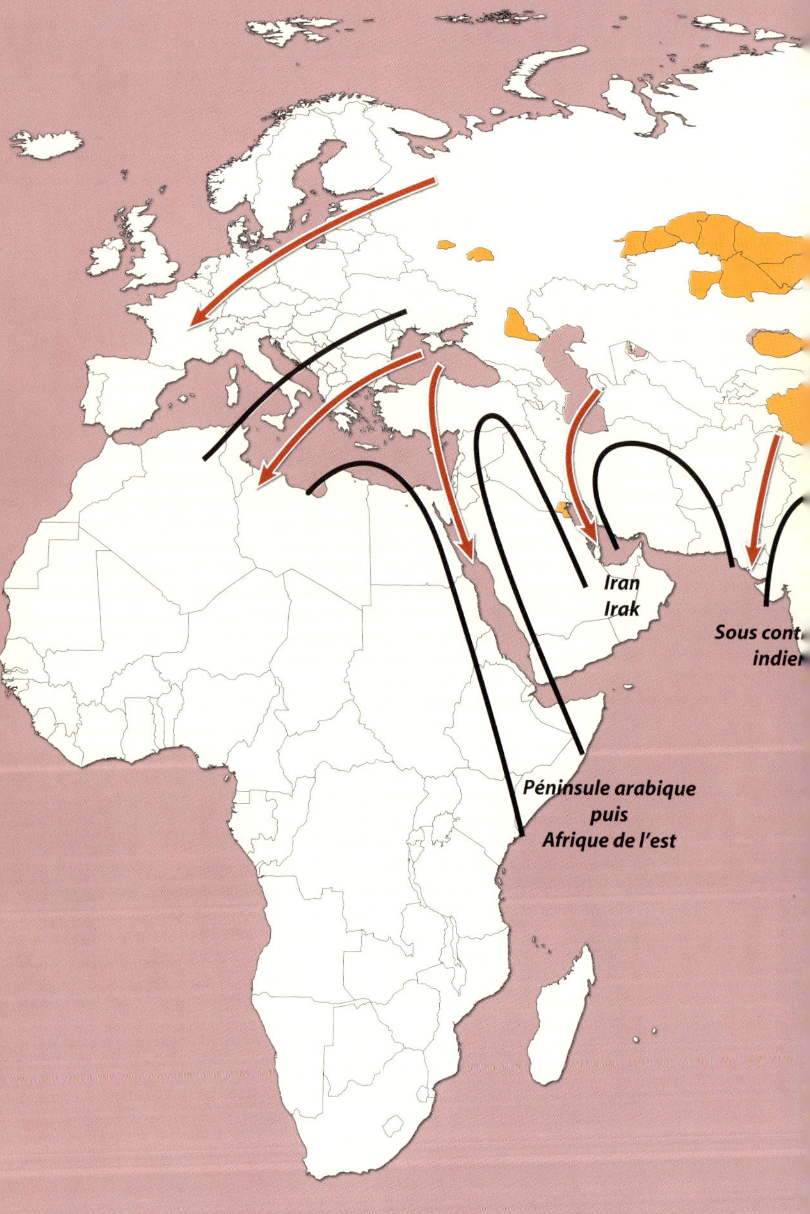

EPIZOOTIE A(H5N1) - FOYERS AVIAIRES CONFIRMÉS
Décembre 2003 - 23 novembre 2005

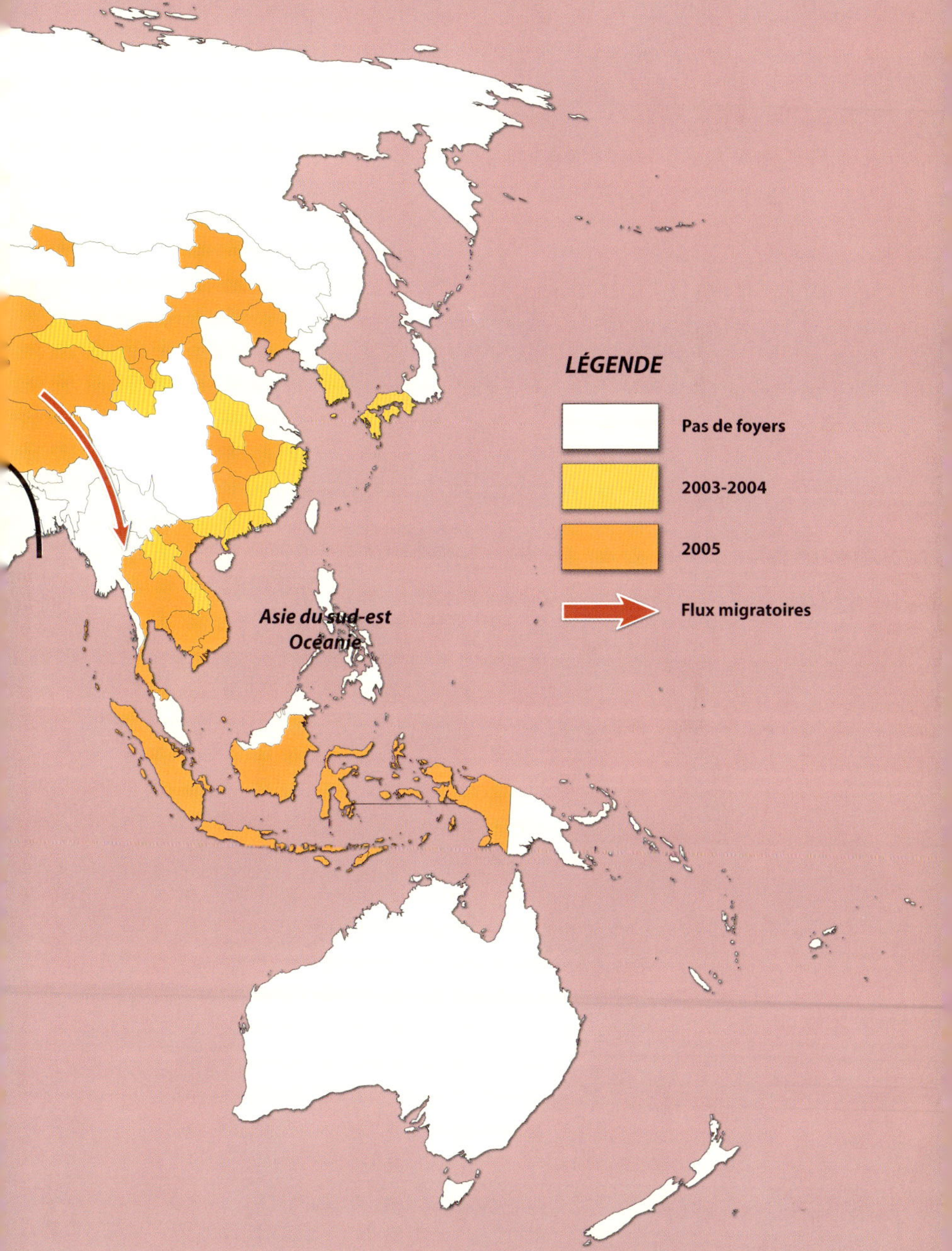

Asie du sud-est
Océanie
LÉGENDE
Pas de foyers
2003-2004
2005
Flux migratoires

TABLE DES MATIÈRES

GRIPPE SAISONNIÈRE

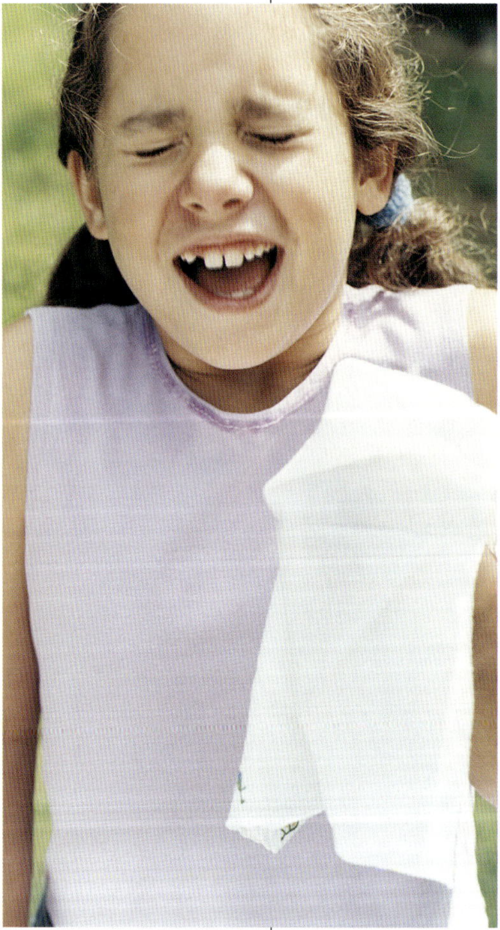

Pourquoi la grippe est-elle épidémique ?

Pour qu'une maladie infectieuse soit épidémique, il faut que l'agent infectieux qui la provoque soit très contagieux. Cet agent doit pouvoir atteindre un grand nombre de personnes très rapidement. Comme tous les agents infectieux, le virus grippal doit, pour être transmis, trouver une personne réceptive, c'est-à-dire incapable de se débarrasser rapidement du virus dès le contact avec celui-ci. La personne est alors infectée et le virus va se reproduire rapidement en très grande quantité dans les cellules respiratoires. Les deux paramètres que sont la rapidité et la quantité déterminent la suite. Rapidement, un très grand nombre de cellules respiratoires sont contaminées expliquant l'apparition rapide des symptômes. De plus, la personne infectée va expulser dans l'environnement, par la toux ou les éternuements, une grande quantité de virus qui, à leur tour, vont aller à la rencontre de personnes réceptives. Le délai entre la contamination, c'est-à-dire l'arrivée du premier virus, et le début des symptômes est de un à deux jours. C'est ce que les médecins appellent l'incubation. À ce stade, la personne infectée est déjà contagieuse mais elle va l'être encore plus avec la toux et les éternuements et cela jusqu'à ce que l'organisme mette en place ses défenses qui vont bloquer la multiplication des virus dans les cellules respiratoires. La durée de la contagion après le début des symptômes est de 5 à 7 jours. De plus, la grippe est une maladie dont la gravité est variable, certaines personnes sont sévèrement atteintes et doivent s'aliter, d'autres le sont beaucoup moins, la grippe ne les empêchant pas de vaquer à leurs occupations habituelles. Les personnes qui restent à la maison vont entrer en contact avec peu de personnes et, par conséquent, vont moins disséminer le virus que celles qui vont continuer à travailler, à prendre les transports en commun, etc.

Une personne réceptive est une personne qui n'a pas de mécanisme de défense adapté au virus qui circule. Pour ne pas être réceptif, c'est-à-dire ne pas être contaminé et malade, et par conséquent ne pas être disséminateur du virus, il faut être vacciné ou prendre un médicament qui empêche la multiplication du virus. Comme les virus grippaux évoluent rapidement d'une année sur l'autre, le vaccin de chaque année correspond aux virus de cette année-là. Le vaccin est en général disponible en septembre de chaque année jusqu'en décembre, puis on passe au vaccin de l'année suivante au mois de septembre de l'année suivante.

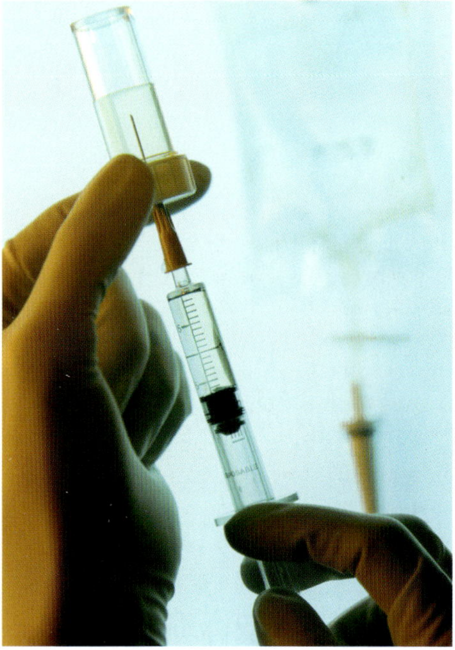

Comment se défend-on de la grippe ?

Comme pour toute infection virale, l'infection par le virus grippal met en jeu une réponse immunitaire humorale et cellulaire.

Résistance naturelle au virus influenza

La résistance naturelle des organismes supérieurs à l'infection virale a été analysée sur des cultures de cellules : certaines sont susceptibles à une infection expérimentale alors que d'autres contrôlent complètement l'infection. Ce phénomène de résistance naturelle peut être aboli par la neutralisation de la production d'interférons alpha et bêta. Les lignées cellulaires résistantes au virus de la grippe répondent à la production d'interférons qui bloquent la réplication du virus. Les principaux anticorps élaborés vis-à-vis des virus grippaux sont induits contre les deux glycoprotéines de surface, l'hémagglutinine et la neuraminidase. Toutefois ils sont essentiellement induits contre l'hémagglutinine. Les anticorps dirigés contre l'hémagglutinine sont neutralisants et confèrent une protection efficace. L'hémagglutinine possède un nombre variable de sites antigéniques selon la souche considérée. Certains d'entre eux sont des sites de fixation du virus sur son récepteur cellulaire (cellule qu'il va infecter) tandis que d'autres représentent des sites de fixation des anticorps.

Réponse CD4 anti-influenza

La production d'anticorps antiviraux est dépendante des lymphocytes T. Les lymphocytes CD4 sont capables de reconnaître pratiquement toutes les protéines du virus influenza. Ceci concerne aussi bien les épitopes très variables, comme ceux de l'hémagglutinine, que les épitopes très conservés dans la plupart des souches. Les lymphocytes CD8 permettent l'élimination des premières cellules infectées. Ils peuvent également inhiber directement la réplication virale par l'intermédiaire d'interféron gamma.

Différence de protection après vaccination et maladie naturelle

Alors que l'immunité post-vaccinale contre les virus grippaux est presque exclusivement une immunité à médiation humorale, l'immunité post-infectieuse comporte une importante composante cellulaire. Il est généralement admis que l'immunité conférée par une infection naturelle est supérieure à celle induite par la vaccination. Cependant, le degré de protection est amélioré par la répétition des vaccinations.
La variabilité des glycoprotéines de surface (hémagglutinine et neuraminidase) du virus influenza A entraîne la nécessité d'une vaccination par des souches spécifiques correspondant aux virus destinés à circuler au cours d'une saison donnée et identifiés à partir des premiers cas de grippe saisonnière survenant généralement chaque année en Asie. Cette approche se base sur l'observation de l'effet protecteur des anticorps dirigés contre l'hémagglutinine et la neuraminidase.

Hémagglutinines et neuraminidases sont variables par contre les protéines internes du virus sont beaucoup moins variées et avoir un rôle protecteur vis-à-vis de nouvelles souches après une infection naturelle ou une vaccination. Le faible nombre de cas humains lors de l'épizootie de Hong Kong en 1997 serait en faveur d'une susceptibilité limitée des individus exposés. La recherche d'anticorps anti-hémagglutinine parmi les sujets exposés aux volailles dans les zones rurales du sud de la Chine avant 1992 avait révélé la présence d'anticorps contre tous les sous-types étudiés. Lors de l'épizootie de 1997 à Hong Kong les chercheurs ont détecté la présence d'anticorps anti-H_5 chez 6 des 51 personnes vivant sous le même toit que les malades ; une de ces personnes n'avait pas été exposée à la volaille. Parmi les 47 personnes professionnellement exposées, aucune n'avait été en contact avec la volaille. La possibilité d'une immunité protectrice croisée ne semble pas avoir été étudiée chez ces sujets.

Prévention de la grippe saisonnière

La grippe saisonnière est la grippe qui revient chaque hiver en Europe en provenance du Sud-Est asiatique en général. Nous disposons de plusieurs modes de prévention et d'un traitement .

• Prévenir le risque de contamination : ceci revient à ne pas s'exposer au virus.

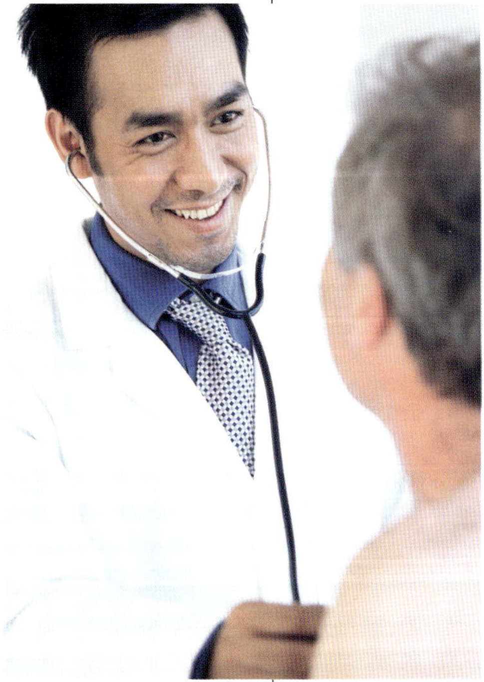

En France, chaque hiver, un réseau de médecins généralistes (le GROG) pratique des prélèvements sur des personnes qu'ils soignent pour une infection respiratoire aiguë dont le diagnostic est compatible avec celui de la grippe. Ces prélèvements sont adressés à un laboratoire de référence à Lyon pour le Sud de la France et à Paris pour le Nord (Institut Pasteur). Dans ces prélèvements sont recherchés entre autre des virus grippaux. S'ils sont isolés, un bulletin hebdomadaire disponible sur le web (www.grog.org) et des annonces dans la presse alertent les médecins qui sont informés de l'apparition du virus de la grippe. À titre d'exemple, nous reproduisons l'un de ces bulletins hebdomadaires :

INFECTIONS RESPIRATOIRES DANS LES ALPES-MARITIMES PAR SEMAINES SAISON 2005-2006

Infections Respiratoires Aiguës dans les Alpes-Maritimes : 2005 - 2006

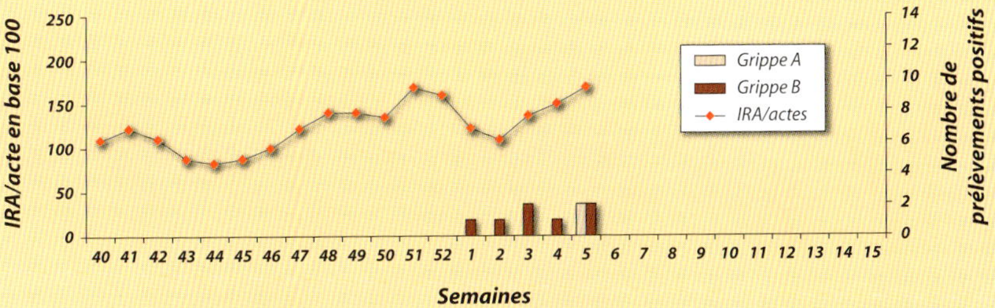

Evolution hebdomadaire des Infections Respiratoires Aiguës (IRA) rapportées au nombre d'actes des Médecins vigies généralistes et pédiatres GROG, Alpes-Maritimes, 2005-2006. www.gepie.org

Nombre de bronchiolites des moins de 2 ans dans les Alpes-Maritimes : 2005 - 2006

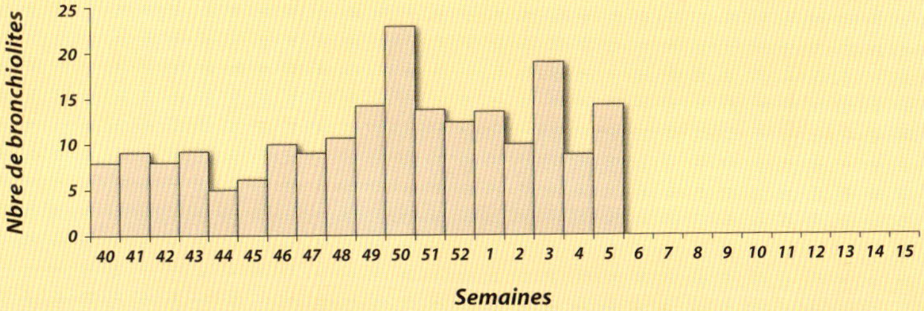

Evolution hebdomadaire du nombre de bronchiolites des moins de 2 ans signalées par les Médecins vigies généralistes et pédiatres GROG, Alpes-Maritimes, 2005-2006. www.gepie.org

Analyse de la situation épidémique :

La grippe A fait son apparition dans les prélèvements virologiques alors que la grippe B circule depuis plusieurs semaines dans le département des Alpes-Maritimes. Le nombre d'infections respiratoires aiguës est modérément élevé depuis 3 semaines. Les bronchiolites chez les moins de 2 ans s'élèvent à nouveau cette semaine et des gastroentérites sont toujours signalées.

Le pourcentage des Infections Respiratoires Aiguës (IRA) rapporté au nombre d'actes réalisés par 20 des 25 médecins vigies généralistes et pédiatres des Alpes Maritimes participant au GROG est de 19%.
Dans notre département, cet indicateur s'élève au dessus du seuil épidémique pour la troisième semaine consécutive. Les deux autres indicateurs restent cependant stables.
Ces pourcentages sont comparables aux pourcentages nationaux, qui sont de 20% en médecine générale et de 27% en pédiatrie. Ces valeurs s'élèvent discrètement. Dans notre département, le nombre de bronchiolites des moins de 2 ans s'élève à nouveau, alors que la grippe A fait son apparition dans les prélèvements virologiques.

Résultats virologiques en provenance des médecins vigies des Alpes Maritimes.

- Semaine 5 : deux virus grippaux A ont été isolés chez des patients de 2 ans et 17 ans et deux virus grippaux B ont été isolés chez des enfants de 4 et 12 ans.
- Semaine 4 : un virus grippal B chez un enfant de 12 ans.
- Semaine 3 : deux virus grippaux B chez un enfant de 7 ans, un VRS chez un enfant de 2 ans, et un Mycoplasma pneumoniae chez un patient de 19 ans.
- Semaine 1 : un virus grippal B a été isolé chez un enfant.
- Semaine 52 : aucun résultat positif.
- Semaine 51 : un VRS chez un enfant de 2 ans.
- Semaine 50 : un VRS chez un enfant de 2 ans.
- Semaine 49 : aucun résultat positif.
- Semaine 48 : un VRS chez un enfant de 4 ans, un Rhinovirus chez un enfant de 7 mois et un Entérovirus chez un patient de 37 ans.
- Semaine 47 : aucun résultat positif.
- Semaine 46 : un VRS chez un enfant de 1 an.
- Semaine 45 : un Mycoplasma pneumoniae chez un enfant de 9 ans.
- Semaine 44 : un rhinovirus.
- Semaine 42 : aucun résultat positif.
- Semaine 41 : quatre Mycoplasma pneumoniae chez des patients de 1 an, 5ans, 27 et 61 ans.

Résultats virologiques en provenance du laboratoire de virologie du CHU de Nice :
(Dans le cadre d'une surveillance de la grippe)

- Au cours de cette semaine : 1 grippe A, 1 grippe B, 1 virus parainfluenza 3 , 15 VRS.
- Semaine 4 : 1 virus parainfluenza 3 , 14 VRS.
- Semaine 3 : 1 Paraininfluenza, 12 VRS, 2 Adénovirus, 1 CMV.
- Semaine 2 : 28 VRS, 2 Adénovirus, 3 Entérovirus.
- Semaine 1 : 35 VRS, 1 Adénovirus, 1 CMV.

- Semiane 52 : 27 VRS, 1 Adénovirus, 2 CMV, 1HSV.
- Semaine 51 : 24 VRS, 3 Adénovirus.
- Semaine 50 : 30 VRS.
- Semaine 49 : 1 Parainfluenza, 15 VRS, 1 HSV, 1 CMV.
- Semaine 48 : 12 VRS, 2 Adénovirus, 1 CMV.
- Semaine 47 : 6 VRS, 1 Herpès simplex Virus (HVS), 1 CMV.
- Semaine 46 : 6 VRS, 1 Entérovirus.
- Semaine 45 : 2 VRS.
- Semaine 44 : 1 VRS.
- Semaine 43 : 1 VRS.
- Semaine 42 : 2 VRS.
- Semaine 41 : 1CMV.

Ceci leur permet d'adapter au mieux les traitements proposés aux patients qui viennent les consulter et qui ont des symptômes compatibles avec la grippe. Cela leur évite notamment de prescrire des antibiotiques car ceux-ci sont inefficaces sur les virus. Cette alerte indique aussi que plus il y aura de contacts entre les personnes, plus la contamination sera importante. Au Japon, les personnes enrhumées ou grippées mettent systématiquement un masque ce qui limite la dissémination du virus dans le milieu extérieur. Le risque de contagion est surtout important dans les zones confinées à forte promiscuité : salles de spectacle, salles de classe, transports en commun… En France, nous n'avons pas cette culture et beaucoup pensent que le port d'un masque est stigmatisant, laissant évidemment supposer d'autres maladies que la grippe telles que la tuberculose ou d'autres infections. La qualité des masques est très importante, de même que la régularité de leur changement.

Lexique

CMV : Cytomegalovirus
VRS : Virus Respiratoire Syncithial (est responsable des bronchiolites).
Adénovirus : Virus dont le patrimoine génétique est constitué d'une molécule d'ADN (est responsable de rhume).
Entérovirus : Virus qui peut provoquer selon les espèces des gastro entérites, des Hépatites A, ou la polyomélite.

• La vaccination : l'efficacité des vaccins est variable selon les vaccins et les populations concernées.

S'il entre en contact avec l'agent infectieux, l'individu vacciné court un risque de présenter la maladie qui est réduit de 70 à 98 %. L'avantage est donc considérable, mais à quel prix ? Le risque vaccinal est maintenant bien connu du public suite à la controverse sur le vaccin contre l'hépatite B supposé induire des scléroses en plaque. L'intérêt du vaccin se définit par un calcul bénéfice/risque. Le bénéfice est d'éviter la maladie, ses complications et parfois le décès, au prix d'effets secondaires bénins, sérieux voire graves. Le bénéfice pour l'individu ne peut se calculer qu'en fonction du risque d'exposition à l'agent infectieux et donc de présenter la maladie. Les études permettent d'évaluer l'efficacité qui est exprimée en pourcentages d'infections prévenues ou évitées par rapport soit à un groupe témoin non vacciné, soit à la situation antérieure.

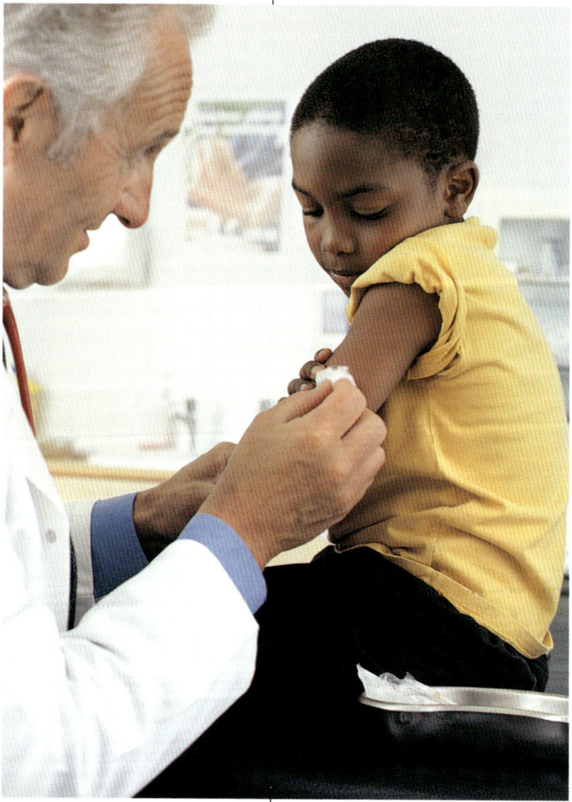

Le traitement médicamenteux repose sur un produit qui va empêcher les virus produits par une cellule infectée de se détacher pour aller contaminer une autre cellule et qui va les rejeter à l'extérieur où ils pourront alors contaminer d'autres personnes. En effet, le virus de la grippe saisonnière ou aviaire se fixe sur une cellule de notre arbre respiratoire ce qui permet au virus de coloniser la cellule et de se reproduire. Ces virus produits bourgeonnent à la surface de la cellule. Le traitement consiste en un produit qui va inhiber l'enzyme qui coupe ce lien entre les virus et la cellule où il a été produit. L'enzyme qui coupe ce lien est la neuraminidase, le médicament est donc un inhibiteur de la neuraminidase. Le principal inhibiteur porte le nom commercial de Tamiflu®. Le produit n'est actif à titre curatif que dans les 48 premières heures des symptômes. Passé ce délai, il est inefficace car trop de cellules sont déjà contaminées et il n'aura plus la capacité de modifier les symptômes, ni la contagion. Ce produit agit à titre individuel mais aussi à titre collectif car s'il est administré précocement, il va limiter la quantité de virus libérés et ainsi réduire le risque de contagion. Par contre, il n'empêche pas l'infection car il n'a pas d'action sur la fixation du virus sur une cellule, ni sur la réplication du virus dans la cellule. Le fait qu'il n'empêche pas l'infection permet au sujet infecté de développer une réponse immunitaire qui va le protéger pour l'avenir et ceci même s'il n'a pas de symptômes. Ce produit peut être également utilisé à titre préventif. Il faut pour cela l'administrer aux personnes en contact avec des personnes grippées avant l'apparition de tout symptôme. La posologie est alors de 1 comprimé par jour pendant au moins 10 jours pour l'adulte, alors qu'à titre curatif c'est 1 comprimé toutes les douze heures pendant 5 jours.

Traitement de la grippe saisonnière

Quels sont les symptômes de la grippe saisonnière ?

Après avoir contracté le virus, il ne se passe rien pendant 24 à 72 heures. Les symptômes apparaissent brutalement : malaise général, frissons, fièvre élevée à 40 °C, maux de têtes, toux sèche et douloureuse, douleur en avalant, extinction de voix. On peut observer une conjonctivite et la gorge est rouge. À l'auscultation pulmonaire le médecin peut détecter des crépitations. La guérison survient par rétrocession progressive des symptômes en 4 à 7 jours.

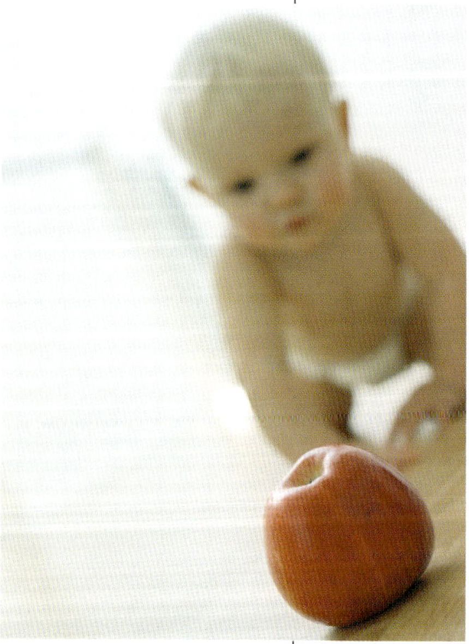

La grippe de la femme enceinte et du jeune enfant

Le virus peut passer de la femme enceinte au fœtus. Les femmes enceintes présentent des grippes graves après le troisième mois de grossesse : prématurité, malformation congénitale, surtout neurologique. Chez l'enfant avant 1 an la grippe passe inaperçue dans près de 50 % des cas ou est très grave avec des manifestations gastro-intestinales : douleurs abdominales, vomissements, diarrhées. Ces formes sont surtout signalées avant 3 ou 4 ans. Des cas d'encéphalites et de myocardites ont été signalés.

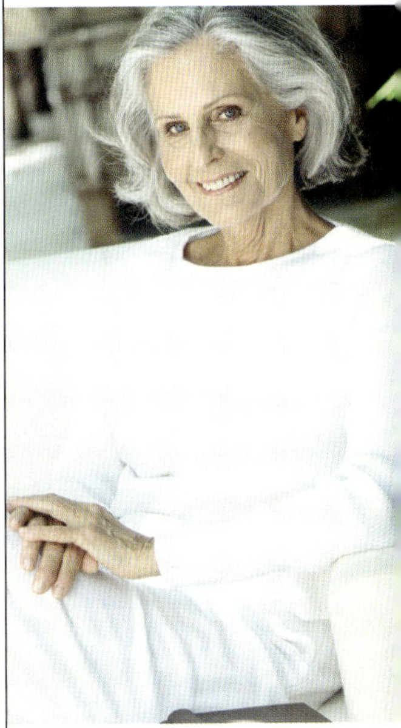

Complications : pourquoi meurt-on de la grippe ?

D'abord l'âge : 185/100 000 personnes de plus de 65 ans sont hospitalisées pour la grippe alors qu'avant 65 ans le taux d'hospitalisation est de 0,4/100 000. En France, on estime que 7 600 décès sont imputables à la grippe chaque année. La gravité est en rapport avec les décompensations cardio-vasculaires et les troubles neuropsychiques. Certaines formes graves caractérisées par un œdème pulmonaire nécessitent une ventilation assistée. Elles sont imputables en premier lieu au virus indépendamment des facteurs de risque. D'autres atteintes sont possibles : myocardite, péricardite, hépatite, méningo-encéphalite. La gravité voire le décès peuvent être secondaires à la surinfection bactérienne qui est plus fréquente chez les personnes âgées, surtout en maison de retraite. Les bactéries en cause sont diverses : haemophilus et pneumocoque. Ce type de complications survient à partir du 5e ou 7e jour d'évolution. Celle-ci se fait en deux temps : d'abord la grippe avec éventuellement une amélioration, puis la surinfection avec réascension de la fièvre, toux grasse, essoufflement. Il s'agit le plus souvent d'une bronchite aiguë qui peut être particulièrement grave chez les personnes présentant déjà une insuffisance respiratoire. Les fumeurs sont particulièrement exposés à ce type de complication. Chez les enfants, une des complications bactériennes classiques dans environ 20 % des cas est la survenue d'une otite bactérienne à traiter par antibiotique. Cette dernière complication est heureusement bénigne mais n'est pas prévenue par le traitement antibiotique.

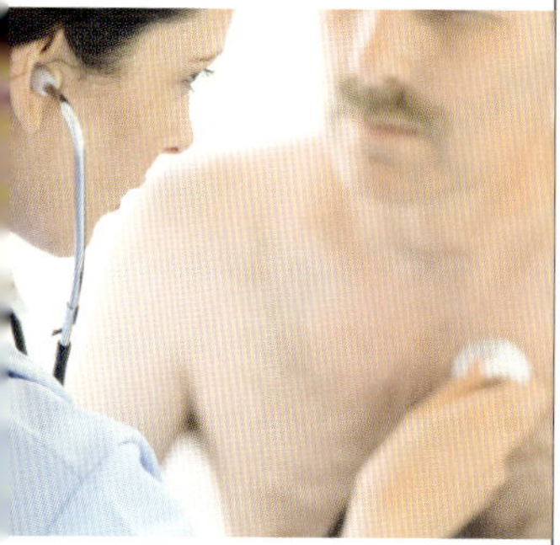

Quels sont les arguments pour porter le diagnostic de grippe ?

D'abord, on se fonde sur les symptômes et surtout sur la zone d'origine du patient, en vérifiant si la grippe a atteint cette zone. En effet, un réseau de surveillance régional des infections respiratoires aiguës donne l'alerte. Il s'agit d'un réseau de médecins généralistes et de pédiatres qui adressent des prélèvements à un laboratoire de référence qui recherche le virus par différentes techniques. À titre individuel, ces techniques peuvent être réalisées. Mais dans la majorité des cas, le diagnostic est établi à la lumière des symptômes et sur la connaissance que la grippe est dans la zone. Pour faire une numération formule la prise de sang n'est pas utile, d'autres recherches non plus, sauf à la rigueur pour montrer que les anticorps contre la grippe sont apparus et ont atteint un taux élevé ce qui nécessite deux prises de sang, l'une au début et la seconde à partir du 7e-10e jour d'évolution. La radiographie du thorax montre peu de choses ou parfois des anomalies disproportionnées par rapport aux symptômes présentés par les patients. Elle n'est en pratique réalisée qu'en cas de complications ou de forme grave. D'autres virus peuvent donner des symptômes voisins : adénovirus, entérovirus, le virus respiratoire syncitial qui provoque chez les jeunes enfants la bronchiolite, le SARS dû à un coronavirus ou même des bactéries qui ont la propriété, comme les virus, de s'attacher (mycoplasme) ou de parasiter les cellules (chlamydia, coxiella...).

Le traitement

Il tente surtout de limiter les symptômes par l'utilisation de paracétamol et une bonne hydratation. L'aspirine n'est pas indiquée, surtout chez les jeunes enfants car elle est à l'origine d'une complication rare mais grave. Des traitements curatifs, c'est-à-dire intéressant le virus, sont maintenant disponibles. Il s'agit des inhibiteurs de la neuraminidase qui vont empêcher les virus de se détacher des cellules de l'arbre respiratoire qu'ils auront contaminé. Ces produits limitent l'atteinte d'autres cellules et diminuent la contagion sans pour autant empêcher que le malade s'immunise, c'est-à-dire développe ses défenses contre le virus qui l'a contaminé. Ces produits sont actifs sur les virus A et B. Il s'agit de l'Oseltamivir (Tamiflu®) qui doit être administré dans les deux jours du début des symptômes. Passé ce délai, il n'aura pas la capacité de diminuer les symptômes. Ce produit peut être pris à partir de l'âge de 1 an, si les symptômes sont compatibles avec une grippe évidemment et s'il est établi que le virus est identifié dans la zone où la personne vit. Ce traitement curatif dure cinq jours. Le médicament est bien toléré mais peut occasionner des nausées et des vomissements ce qui peut être évité ou limité s'il est pris au cours des repas. La dose est adaptée au poids:

- 15 kg : 30 mg x 2/jour/5 jours
- > 15 à 23 kg : 45 mg x 2/jour/5 jours
- > 23 à 40 kg : 60 mg x 2/jour/5 jours
- > 40 kg ou > 13 ans : 75 mg x 2/jour/ 5 jours

Un autre inhibiteur est utilisé inhalé : le Zanamivir (Relenza®).

Elixirs plantes et grippe

Le plus classique des traitements populaires est le grog.
Cet élixir a-t-il été inventé pour trouver un débouché aux rhums des îles ?
La preuve de son efficacité n'a bien sûr jamais été établie scientifiquement, mais il est vraisemblable qu'il participe à lutter contre les symptômes.
Beaucoup plus sérieusement, il est établi que les Flavonoïdes peuvent exercer des effets anti-adhérents concernant des bactéries et des virus. D'où l'intérêt de l'Eucalyptus, et plus récemment le Pélargonium, a montré dans des essais réalisés scientifiquement contre placebo un effet positif chez les personnes présentant une brochite aiguë. La bronchite aiguë fait partie des symptômes de la grippe et dans les essais une amélioration plus rapide a été obtenue grâce aux gélules de Pelargonium. (Efficacy and Safety of an extract of Pelargonium Sidoïdes in adults with acute bronchitis - Phytomedicine 10 (2003) Sppl IV p7-17)
Des constituants de la plante pourraient agir en augmentant le production de Beta interferon, substance essentielle produite par nos cellules pour lutter contre l'infection virale.

La prévention

Elle repose sur la protection contre la toux, l'utilisation de masques, le lavage des mains après avoir été en contact avec une personne infectée ou suspectée de l'être. Une prophylaxie médicamenteuse individuelle est possible uniquement par l'Oseltamivir (Tamiflu®) en cas de contact avec un cas de grippe cliniquement suspecté en période épidémique. L'indication est validée pour la grippe saisonnière pour les plus de 13 ans. Dans ce cas, c'est une dose unique de 75 mg/jour pendant 7 à 10 jours qui est requise. Cette durée peut être prolongée selon les situations. La vaccination fait appel à un vaccin inactivé, pour l'instant préparé sur œuf de poule et prochainement sur culture cellulaire pour éviter de contre-indiquer le vaccin chez les personnes allergiques à l'œuf. La constitution des vaccins est définie chaque année par l'OMS selon les virus circulant dans le monde. Le vaccin prévient la grippe chez 70 à 90 % des adultes en bonne santé, âgés de moins de 65 ans, lorsqu'il est bien assorti aux souches circulantes. Chez les personnes âgées et fragiles, le vaccin est moins efficace. Cependant, dans cette population, la vaccination antigrippale réduit les complications : réduction des pneumonies (39 à 68 %), des hospitalisations (28 à 65 %) et de la mortalité (56 à 76 %). La dose est de 0,5 ml chez l'adulte et de 0,25 ml chez l'enfant de moins de 10 ans. Il est recommandé de vacciner à l'automne par voie sous-cutanée profonde (deltoïde, fosse sous-épineuse) ou par voie intra-musculaire (enfant). L'immunité apparaît après 10 à 15 jours, dure 9 à 12 mois et peut être renforcée par une injection de rappel dans le courant de l'hiver. La tolérance est bonne (réaction locale chez 10 % des cas, courbatures fébriles du 5e jour chez 5 % des cas, réactions allergiques chez les sujets sensibilisés aux protéines d'œuf).

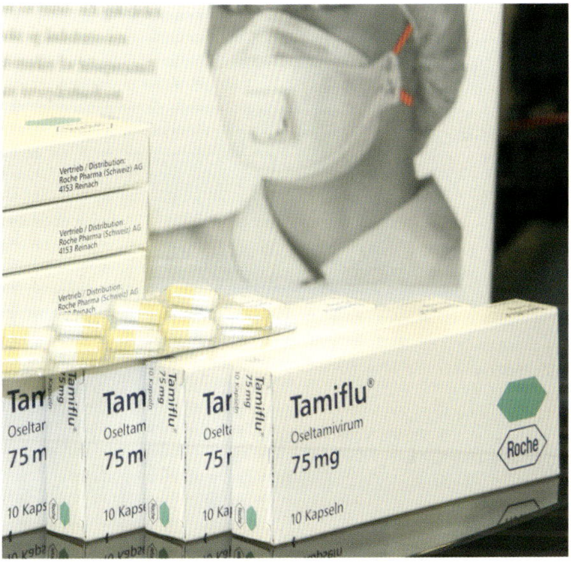

Les pandémies grippales du XXe siècle illustrent des scénarios soit très pessimistes, soit relativement optimistes. L'épidémie de 1918-1919 a provoqué plus de 40 millions de morts dont 99 % chez les moins de 65 ans. L'épidémie a évolué en deux vagues : la première peu meurtrière ne fut pas perçue comme un signal d'alarme, alors que la deuxième vague plus dramatique fit parler à l'époque de « peste ». Face à ce scénario pessimiste, deux scénarios optimistes sont survenus en 1957-1958 et en 1968-1969. En 1957-1958, il y eut 2 millions de décès concernant d'abord des enfants d'âge scolaire, puis des personnes âgées. Le réseau OMS de surveillance existait déjà depuis une dizaine d'années et donna l'alerte rapidement. L'épidémie de 1968-1969 a provoqué près d'1 million de décès. Elle était due au virus H3N2 proche de celui des pandémies précédentes H3N8 de 1889 et H2N2 de 1967. Si une épidémie survient au début du XXIe siècle, il s'agira d'une pandémie et touchera une population nombreuse, mobile, des personnes plus âgées et environ 50 millions de personnes infectées par le VIH. En contrepartie, les traitements médicaux ont progressé. Les moyens de communication se sont affinés rendant les moyens d'aujourd'hui sûrement beaucoup plus opérationnels.

Politique de vaccination

Recommandations générales (BEH 27/2000) :

La vaccination est recommandée chez :

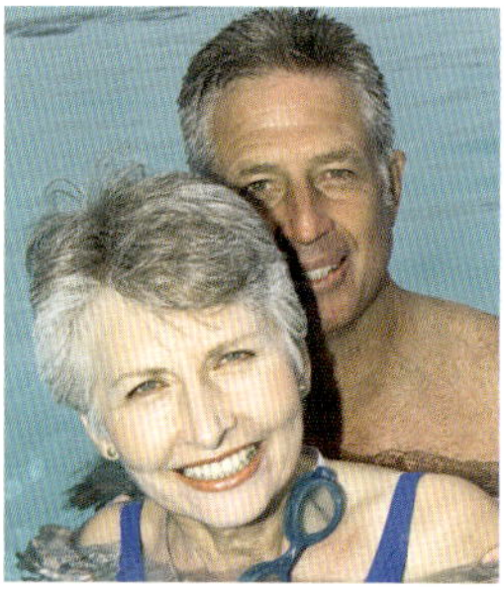

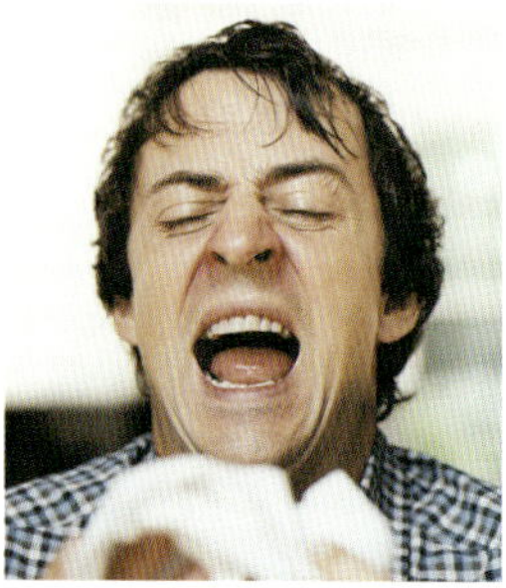

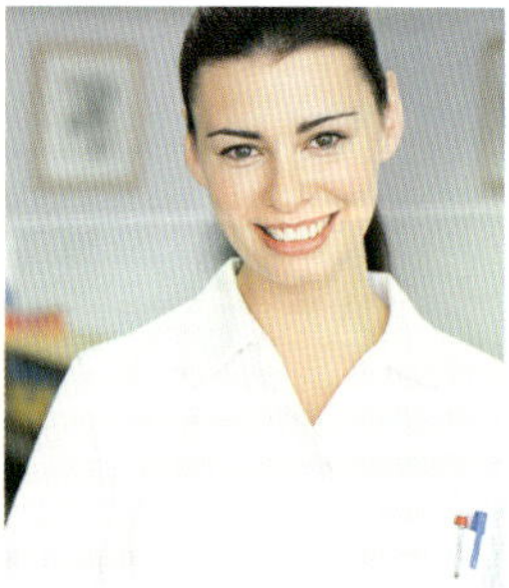

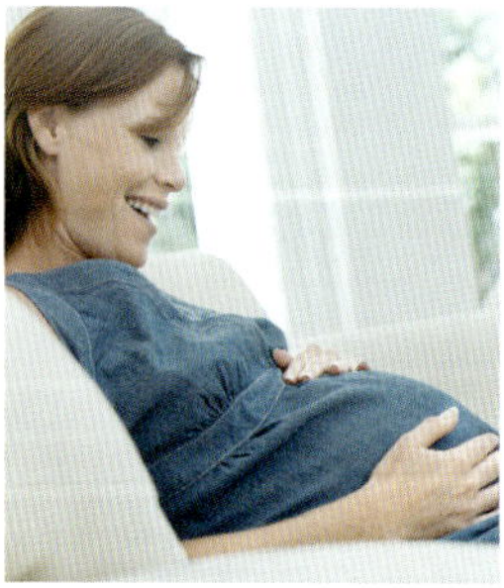

• **Les personnes âgées** de 65 ans et plus.

• **Les sujets à risque** (personnes atteintes d'une des pathologies suivantes) :

- affections bronchopulmonaires chroniques dont asthme, dysplasie bronchopulmonaire et mucoviscidose ;
- cardiopathies congénitales mal tolérées, insuffisance cardiaque grave et valvulopathies graves ;
- néphropathies chroniques graves, syndromes néphrotiques purs et primitifs ;
- drépanocytoses, homozygotes et doubles hétérozygotes S/C, thalassodrépanocytoses ;
- diabète insulinodépendant ou non insulinodépendant ne pouvant pas être équilibré par le seul régime ;
- déficits immunitaires cellulaires (chez les personnes atteintes par le VIH l'indication doit être portée par l'équipe qui suit le patient) ;
- personnes séjournant dans un établissement de santé de moyens et longs séjours, quel que soit leur âge ;
- enfants et adolescents (de 6 mois à 8 ans) dont l'état de santé nécessite un traitement prolongé par l'acide acétylsalicylique (essentiellement pour syndrome de Kawasaki compliqué et arthrite chronique juvénile)

Recommandations particulières :

• **La vaccination contre la grippe** est officiellement recommandée pour les professionnels de santé et tout professionnel en contact régulier et prolongé avec les sujets à risque :

- personnels médicaux et paramédicaux ;
- personnels administratifs ;
- employés ;
- agents, techniciens, intervenants en hospitalisation traditionnelle, hôpitaux de jour, hospitalisation à domicile, moyens et longs séjours, rééducation.

• **Autres indications potentielles :**

- grossesse : la vaccination n'est pas officiellement recommandée en France. Elle l'est aux États-Unis lorsque les 2e ou 3e trimestres de grossesse sont en cours pendant la saison grippale ;
- infection à VIH : la vaccination est laissée à la libre appréciation des Centres d'information et de soins de l'immunodéficience humaine (CISIH) ;
- voyageurs : les voyageurs à risque élevé de complications grippales devraient recevoir le vaccin le plus récent selon les recommandations canadiennes et américaines.

Contre-indications (elles sont très limitées) :

• **Temporaires :** maladies infectieuses aiguës en évolution, injection récente de gammaglobulines.

• **Définitives :** allergie authentique à l'ovalbumine (test de tolérance par voie intradermique).

GRIPPE AVIAIRE

Pourquoi une surveillance mondiale ?

Habituellement, les nouveaux virus de la grippe prennent naissance en Extrême-Orient et parcourent ensuite le monde d'est en ouest. L'extrême contagiosité de ces virus et la durée d'incubation très courte permettent une diffusion d'autant plus rapide que la population du globe sera réceptive au nouvel agent infectieux. Disposer d'une alerte est donc très important car par rapport à l'épidémie de 1918 nous disposons d'au moins un médicament actif à défaut d'avoir un vaccin en cas de grippe aviaire transmissible d'homme à homme. La connaissance de l'épidémiologie, c'est-à-dire l'évolution dans l'espace et le temps de la maladie, a permis aux États de mettre en place des plans pour éviter une contamination massive de la population. Malgré cela, si la pandémie de grippe aviaire éclate, l'impact économique et social dépassera largement celui de la grippe que nous connaissons chaque hiver. Un bulletin hebdomadaire international (BIH) sur la grippe aviaire est donc publié chaque semaine. Ce bulletin a pour objectif de signaler les nouveaux évènements sanitaires survenant dans le monde susceptibles d'avoir des implications pour la population française. Il ne prétend pas fournir un relevé exhaustif mais l'information recueillie auprès des différentes sources officielles et informelles sont destinées à l'Institut

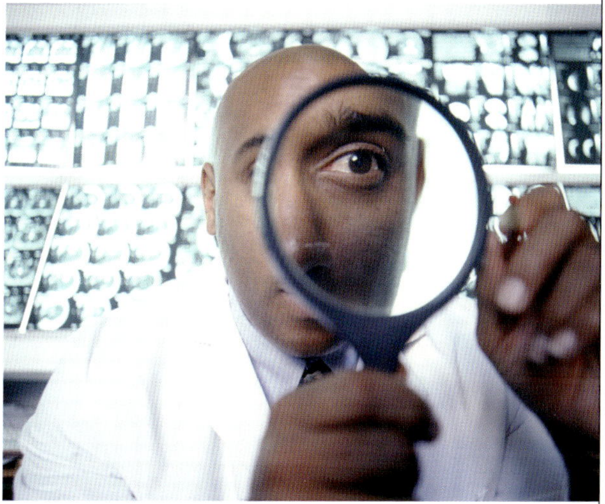

national de veille sanitaire (INVS) qui va pouvoir ainsi conseiller utilement les responsables sanitaires. Ils pourront alors, en connaissance de cause, déclencher les étapes du plan. Ce bulletin se présente sous forme d'un tableau recensant les cas et leur origine. Malgré toutes les précautions prises pour fournir des informations précises, des erreurs peuvent survenir. L'INVS déclare « qu'il ne pourra en être tenu pour responsable et il incombe aux lecteurs d'utiliser les données contenues dans ce tableau avec précaution ». Ce petit texte introductif indique de façon claire d'une part la nécessité d'avoir des informations afin d'appréhender la situation et d'autre part l'importance d'adapter au mieux le plan de lutte si l'épidémie survenait en France. La partie de ce bulletin qui concerne la grippe est surtout centré sur ce qui se passe en Asie et fait état des cas humains de grippe aviaire A (H_5N_1). La situation est ainsi décrite et fait l'objet de commentaires du type de ceux ci-après (BIH du 15-21/12/2005).

Bulletin hebdomadaire international 17 au 23 novembre 2005

Ce bulletin a pour objectif de signaler les nouveaux évènements sanitaires survenant à l'étranger et susceptibles d'avoir des implications pour la populations françaises.
Il ne prétend pas fournir un relevé exhaustif de l'ensemble des alertes sanitaires internationales.
Ces informations recueillies auprès des différentes sources officielles et informelles sont destinées aux partenaires de l'InVS dans le cadre du réseau de santé publique.
Malgré toutes les précautions prises pour fournir des informations précises, des erreurs peuvent survenir. L'InVS ne pourra être tenu responsable et il incombe au lecteur d'utiliser les données contenues dans ce tableau avec précautions.

Pays : Asie

Type : Cas de grippe aviaire $A(H_5N_1)$

Situation :

• **Chine :** Un cas a été officiellement confirmé ce jour par les autorités chinoises. Il s'agit d'une femme de 35 ans, paysanne de la province d'Anhui, décédée le 22 novembre. A ce stade ce cas n'a pas encore été notifié par l'OMS.
Le 5ième cas suspect (institutrice de 36 ans de la province de Hunan) a été exclu le 23 novembre par les autorités chinoises.

• **Indonésie :** 2 nouveaux cas ont été confirmés par l'OMS :
- Jeune fille de 16 ans de Jakarta le 8 novembre ;
- Jeune fille de 20 ans, de Jakarta, hospitalisée le 9 novembre et décédée le 12 novembre.

Un nouveau cas a été notifié le 21 novembre par les autorités. Il s'agit d'un homme de 35 ans (décédé), dont on ne sait s'il a été en contact avec de la volaille. Les résultats des tests de confirmation du laboratoire de référence OMS de Hong-Kong sont en attente.

• **Vietnam :** Un nouveau cas confirmé a été annoncé par les autorités, à ce stade il n'a pas été encore notifié à l'OMS. Il s'agit d'un garçon de 15 ans actuellement hospitalisé à Haïpong.

• **Thaïlande :** Pas de nouveau cas confirmé cette semaine.

Commentaires : Il s'agit du troisième cas humain confirmé en Chine (le deuxième à Anhui) et le dernier des 5 cas suspects annoncés par les autorités chinoises il y a deux semaines.
Depuis quelques semaines plusieurs foyers épizootiques importants ont été signalés en Chine et au Vietnam.
La confirmation de nouveaux cas pour lesquels une exposition à de la volaille infectée à pu être documentée ne modifie pas la situation épidémiologique globale.

Pays : Asie Europe

Type : Epizootie A (H_5N_1)

Situation :

- **Nouveaux foyers confirmés hors zones déjà notifiés.**
  - **Chine :** des foyers aviaires ont été identifiés dans 3 nouvelles provinces : Yunnan, Ningxia, Shanxi.
  - **Koweït :** l'identification d'un oiseau positif A (H_5N_1) retrouvé mort la semaine dernière a été notifié par l'OIE.

- **Foyers infirmés :**
  - **Canada :** les foyers aviaires identifiés au Canada sont tous dus à une souche faible pathogène : A(H_5) en Colombie Britannique et A (H_5N_1) dans la province du Manitoba.
  - **Japon :** les foyers d'Ibaraki et d'Ogawa sont dus du H_5N_2 pathogène.

Commentaires : L'augmentation très importante du nombre de foyers en Chine et au Vietnam doit être suivie avec attention.
Suite à l'identification des premiers cas en Europe, il est prévisible qu'un renforcement de la surveillance dans les pays voisins entraîne le signalement d'un nombre croissant de cas suspects sans que ceux-ci ne correspondent à des cas réels.

Pays : Soudan

Type : Fièvre jaune

Situation :

491 cas dont 126 décès de la fièvre jaune ont été rapportés dans le Sud de l'état de Kordofan. 13 prélèvements ont confirmés le diagnostic de fièvre jaune (PCR).

En 2003 une épidémie avait été notifiée pour la première fois depuis 1940 : 222 cas avaient été notifiés au Sud Soudan.

Commentaires : Cette épidémie de fièvre jaune très importante au regard du nombre de cas doit être suivie avec attention même si le risque d'importation de cas en France semble limité à ce stade.

La suite de cette liste paraîtra la semaine prochaine et ainsi de suite. Par voie de conséquence, la liste des victimes de la forme aviaire de la grippe continuera vraisemblablement de s'allonger.

Ce document fait état de commentaires. Par exemple, concernant la Chine, il est indiqué : « Il s'agit du 3e cas humain confirmé, le 2e à Anhui » est le dernier des 5 cas suspects annoncés par les autorités chinoises il y a 2 semaines. Il est aussi précisé que depuis quelques semaines, plusieurs foyers épizootiques (ne concernant

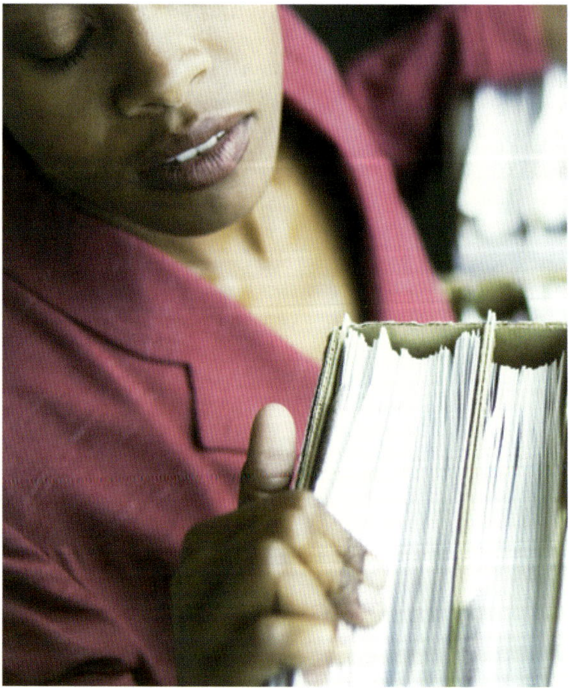

que les animaux, en l'occurrence le plus souvent des oiseaux) importants on été signalés en Chine et au Vietnam. La confirmation de nouveaux cas pour lesquels une exposition à de la volaille infectée a pu être documentée ne modifie pas la situation épidémiologique globale… et ainsi de suite chaque semaine.
Suite à l'identification des premiers cas, il est prévisible qu'un renforcement de la surveillance dans la zone concernée et les pays voisins entraîne un signalement d'un nombre croissant de cas suspects sans que ceux-ci ne correspondent nécessairement à des cas réels. L'analyse de ce document est évidemment très alarmante mais les derniers commentaires se veulent plutôt rassurants, tant que les cas ne sont pas confirmés. Ci-dessous un tableau récapitulatif des cas humains confirmés biologiquement et notifiés à l'OMS depuis janvier 2004 jusqu'au jour où nous rapportons ce tableau, le 23 novembre 2005.

	Jan. à mars 2004		**Juillet à oct. 2004**		**Déc. 2004 au 23 Nov. 2005**		**Total**	
	Cas	Décès	Cas	Décès	Cas	Décès	Cas	Décès
Cambodge	0	0	0	0	4	4	**4**	**4**
Chine	0	0	0	0	2	1	**2**	**1**
Indonésie	0	0	0	0	11	7	**11**	**7**
Thaïlande	12	8	5	4	4	1	**21**	**13**
Vietnam	23	16	4	4	65	22	**92**	**42**
Total	35	24	9	8	86	35	**130**	**67**

Quelle est la réalité du risque de la grippe aviaire transmissible d'homme à homme ?

Depuis fin 2003, une épizootie de grippe aviaire sans précédent est observée en Asie du Sud- Est. Lors de l'été 2005, les oiseaux de certaines provinces russes du Kazakhstan et de Turquie se sont révélés positifs au virus A (H_5N_1) ce qui montre que l'infection chez les animaux domestiques n'est pas contrôlée.

Nous avons eu en Europe de telles épidémies dues au H_5N_1, notamment aux Pays-Bas. Dès que cette situation est identifiée dans les pays développés, des mesures sanitaires drastiques sont prises : détermination d'un périmètre de sécurité avec contrôle de tous les mouvements de personnes, port de vêtements spéciaux pour les personnes en contact, désinfection des chaussures, vêtements, etc. Et surtout, abattage de tous les oiseaux et incinération. Ces épidémies, même si elles ont provoqué, comme c'est le cas actuellement, quelques victimes humaines, n'ont pas diffusé grâce aux mesures sanitaires prises. Le contexte est donc différent car actuellement nous sommes en face de plusieurs foyers de peste aviaire dans des pays où l'infrastructure et l'organisation sanitaire ne permettent pas une maîtrise rapide et totale de ces épidémies. Ceci explique pourquoi le virus A (H_5N_1) fait peser une menace de pandémie.

S'agissant d'élevages ouverts, les oiseaux sauvages peuvent venir profiter de l'alimentation de ces oiseaux d'élevage et ainsi les côtoyer et les contaminer. Un très grand nombre de ces animaux sauvages peuvent migrer et ainsi amener le virus dans d'autres régions du globe. La position de l'OMS, souvent considérée comme alarmiste, résulte de l'impuissance à maîtriser cette diffusion potentielle du virus par les oiseaux. Le problème est aussi majoré par la non maîtrise des épizooties aviaires dans les élevages, bien que la présomption soit évidente. Ces virus aviaires, lorsqu'ils atteignent un élevage, tuent quasiment 100 % des oiseaux de cet élevage. Pour des raisons économiques, les éleveurs essaient de cacher le phénomène, au moins au début. La surveillance sanitaire est aussi insuffisante, ainsi ces foyers ne sont pas éradiqués. La mortalité est telle dans l'élevage que les vétérinaires nomment ce type d'épidémie « la peste aviaire ».

Chez les oiseaux, la maladie aviaire est due à une contamination par l'ingestion de matières fécales contaminées ; la voie respiratoire peut être aussi incriminée. Les fèces sont des sources très importantes de virus pouvant contenir jusqu'à 107 particules infectieuses par gramme. De ce fait, la contamination fécale des eaux, des étangs, des lacs est possible. L'isolement du virus influenza a même été réalisé directement à partir de l'eau, sans qu'il soit nécessaire de réaliser une concentration préalable.

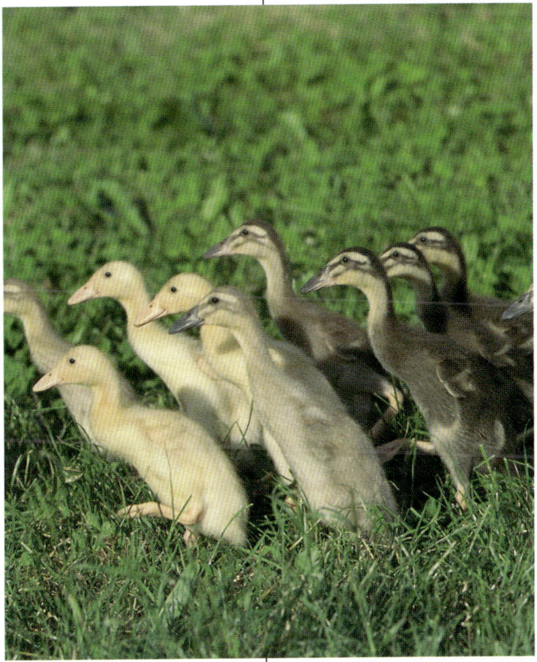

Un peu de science

Structure des virus grippaux

Les virus grippaux appartiennent à la famille des orthomyxoviridae, parmi lesquels les influenzavirus A, B et C correspondant à des différences antigéniques de la nucléoprotéine et de la protéine de la matrice. Les virus de type A sont à leur tour subdivisés en sous-types selon la nature de deux glycoprotéines transmembranaires qui sont les deux principaux antigènes de surface, l'hémagglutinine (H_1 à H_{15}) et la neuraminidase (N_1 à N_9). Ceux-ci sont les principales cibles des anticorps. Les virus de type B et C infectent uniquement l'homme, tandis que les virus du type A infectent d'autres espèces animales et sont avant tout des virus aviaires. Ce sont des virus enveloppés à ARN dont le génome est constitué de 8 segments. Ces segments codent pour une ou deux protéines. En ce qui concerne les deux glycoprotéines transmembranaires, l'hémagglutinine est codée par le segment 4 et la neuraminidase est codée par le segment 6. Elles constituent les déterminants antigéniques du virus et sont présentes à la surface du virus sous forme de spicules. L'hémagglutinine est environ cinq fois plus abondante que la neuraminidase à la surface des virions.

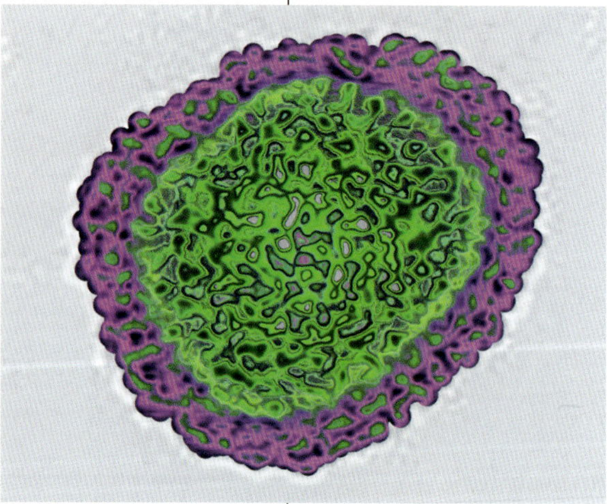

Du virus aviaire au virus humain

La particularité des virus grippaux de type A réside dans leur très grande variabilité. Elle résulte de la nature de leur matériel génétique constitué d'ARN segmentée. Cette variabilité concerne essentiellement les molécules de surface et en particulier l'hémagglutinine dont les sous-types possèdent des propriétés antigéniques distinctes. Deux types de mécanismes entrent en jeu, la dérive génétique et le réassortiment génétique.

- **La dérive génétique** résulte de l'accumulation de mutations dues à des erreurs de transcription lors de la réplication du génome viral. D'autre part l'immunité, grâce aux défenses mises en place lors des précédentes infections ou vaccinations, va éliminer tous les nouveaux virus tant qu'ils ne seront pas suffisamment différents. Si les anticorps neutralisants préexistants n'ont jamais rencontré de près ou de loin le nouveau virus, ils ne pourront agir ce qui laisse le temps au virus suffisamment modifié d'infecter et de générer une maladie. Cette maladie va générer des défenses, notamment des nouveaux anticorps neutralisants qui vont empêcher toute nouvelle attaque par ce virus et ses dérivés insuffisamment différents et ainsi de suite. Ce phénomène est particulièrement marqué pour les virus de type A humains. L'accumulation de mutations au niveau des sites de fixation des anticorps sur la molécule d'hémagglutinine et de neuraminidase, ou des deux, compromet la liaison des anticorps. C'est ainsi que le virus aviaire H_5N_1 responsable de cas humains en Thaïlande et au Vietnam en 2004 présente des différences antigéniques avec la souche H_5N_1 isolée en 1997 à Hong Kong. Cette évolution rapide et constante nécessite la révision régulière du choix des souches entrant dans la composition des vaccins. Par ailleurs, il résulte de cette variabilité que la population virale n'est pas homogène au sein d'un même individu infecté mais constitue des populations virales composées de différents variants. L'évolution des gènes codants pour les protéines internes du virus est beaucoup plus lente, de sorte que ces dernières possèdent une stabilité antigénique plus importante.

• **Le réassortiment génétique** résulte de la nature segmentée du génome des virus grippaux. Il s'agit de l'insertion de gènes provenant du vaste réservoir de virus influenza constitué par les oiseaux aquatiques (figures 1 et 2). Le phénomène peut se produire lorsqu'un même hôte susceptible est co-infecté par deux souches virales différentes, l'une d'origine aviaire et l'autre humaine. Cela aboutit à l'émergence de virus de sous-types nouveaux, avec le changement complet d'une molécule de surface telle que l'hémagglutinine.

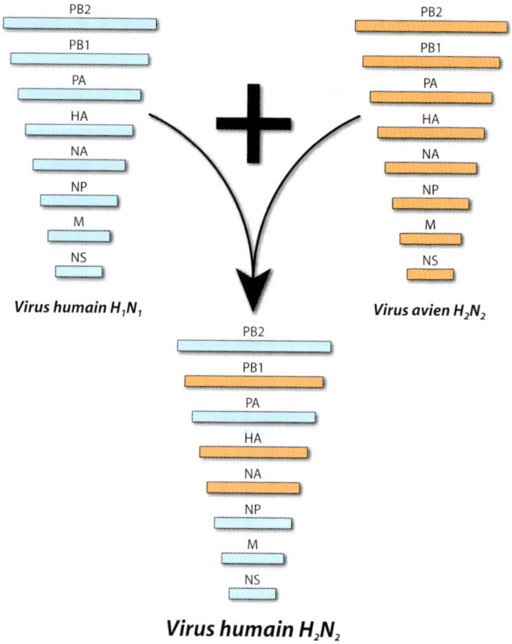

Réassortiment des virus influenza.

On a pu constater chez les oiseaux, parmi les 16 hémagglutinines et les 9 sous-types de neuraminidases (N_1àN_9 et H_1à H_{16}), des souches qui sont hautement pathogènes et des souches qui sont faiblement pathogènes. On a cru que H_5 et H_7 étaient associés à des faibles niveaux de pathogénécité mais on a observé que des souches H_5 et H_7 étaient aussi capables d'avoir un très haut niveau de pathogénécité contredisant ainsi une donnée qui semblait acquise. Il semble que la différence soit due à une simple mutation d'un acide aminé dans la chaîne de l'hémagglutinine ce qui expliquerait une différence de pathogénécité. Cet exemple est important car il montre qu'une seule mutation ponctuelle peut créer une différence d'agressivité très importante chez un virus comportant la même hémagglutinine.

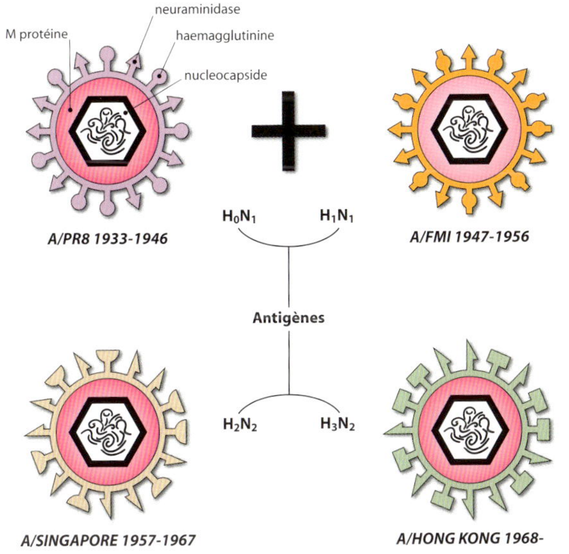

Désignation d'une souche grippale

La désignation d'une souche grippale comporte les informations suivantes : description antigénique de la nucléoprotéine (A, B ou C), l'origine géographique, le numéro de la souche et l'année d'isolement suivie, entre parenthèses, du caractère antigénique du sous-type de H et celui du sous-type de N. La souche responsable de la grippe aviaire de 1997 à Hong Kong a ainsi été désignée : A/HongKong/156/97 (H5N1).

Souches de virus influenza apparues à la suite de réassortiments génétiques depuis 1993.

Adaptation des virus aviaires à l'homme

Les virus aviaires ont généralement un faible pouvoir infectieux chez l'homme et les autres primates. En effet, pour être infectant le virus doit trouver un récepteur ad hoc. L'acide sialique, produit par les cellules des muqueuses, joue un rôle. La liaison préférentielle du virus aviaire H_5N_1 avec le récepteur de l'acide sialique spécifique aviaire dont la conformation diffère du récepteur humain représente sans doute le facteur limitatif. Les virus aviaires infectent préférentiellement certaines cellules respiratoires, les cellules ciliées, tandis que les virus humains ont pour cible les cellules non ciliées. Ce tropisme est lui-même fonction de la liaison des acides sialiques sur les récepteurs cellulaires. En effet, compte tenu de l'ampleur de l'exposition humaine aux volailles infectées à Hong Kong en 1997, le nombre de cas humains peut être

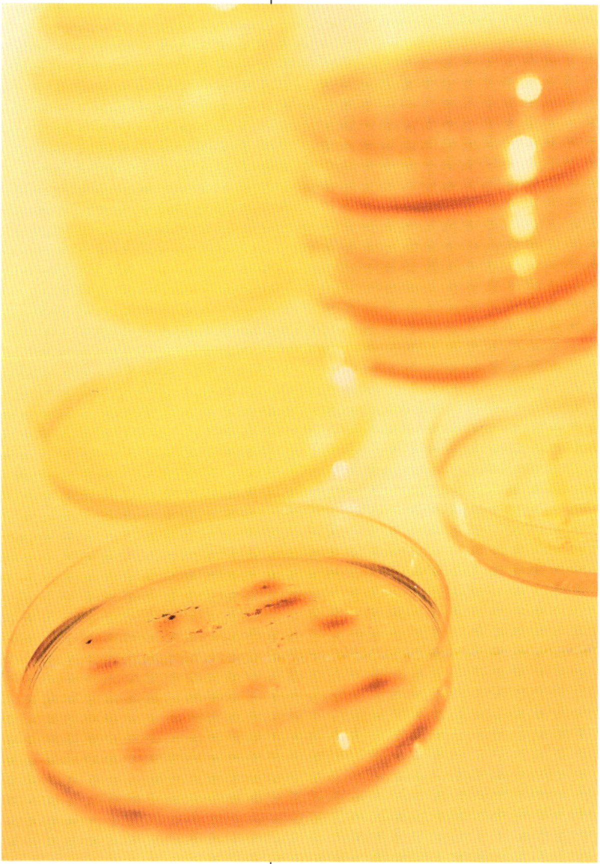

considéré comme très limité. Ce faible nombre d'individus infectés peut également être interprété comme une protection induite par l'exposition continue au virus. Par contre les virus réassortants qui possèdent des segments génétiques provenant à la fois de virus d'origine aviaire et d'origine humaine ont un potentiel épidémique plus important. Jusqu'à présent, aucun cas de transmission interhumaine du virus de type H_5N_1 d'origine aviaire n'a été mis en évidence de manière certaine et les cas humains observés au cours de l'hiver 2003-2004 et ultérieurement en 2005-2006, notamment en Turquie, concernaient tous des sujets exposés à des volailles. Il semble que l'adaptation à l'homme ne soit pas uniquement liée à l'hémagglutinine et à la neuraminidase mais également à d'autres déterminants. L'adaptation à l'homme est donc possible mais pas évidente.

Virulence d'un virus

Les mécanismes responsables des différents degrés de virulence des virus grippaux sont encore mal connus. Des marqueurs de virulence ont été identifiés sur un certain nombre de gènes. Un changement important tient à une seule mutation. Des souches létales (qui tuent) du virus H_5N_1 isolées chez les sujets contaminés à Hong Kong en 1997 étaient résistantes aux effets antiviraux de l'interféron et du TNF alpha. Cette résistance est associée à la présence d'un acide glutamique en position 92 de la protéine non structurale du virus H_5N_1. Un changement d'acide aminé au niveau de la protéine PB2 a également été associé à la virulence chez la souris. La létalité des souches à haut pouvoir pathogène est associée à la diffusion du virus dans différents organes par une baisse massive des lymphocytes qui sont le support de l'immunité.

Caractéristiques des virus grippaux

Les influenzavirus de type A sont les principaux responsables des infections grippales chez l'homme. Ces infections saisonnières généralement bénignes entraînent néanmoins hospitalisations et décès chez les personnes âgées ainsi que chez les jeunes enfants et ont des répercussions importantes sur la vie économique du fait de l'absentéisme qui leur est lié. L'apparition de souches virales nouvelles à haut pouvoir pathogène au sein de la population humaine peut être à l'origine d'épidémies voire de pandémies telles que la grippe dite « espagnole » de 1918 responsable de près de 40 millions de morts. Les virus influenza de type A ont été identifiés chez diverses espèces animales (porc, cheval, espèces aviaires) et il est actuellement admis que les oiseaux aquatiques constituent le principal réservoir de ces virus.

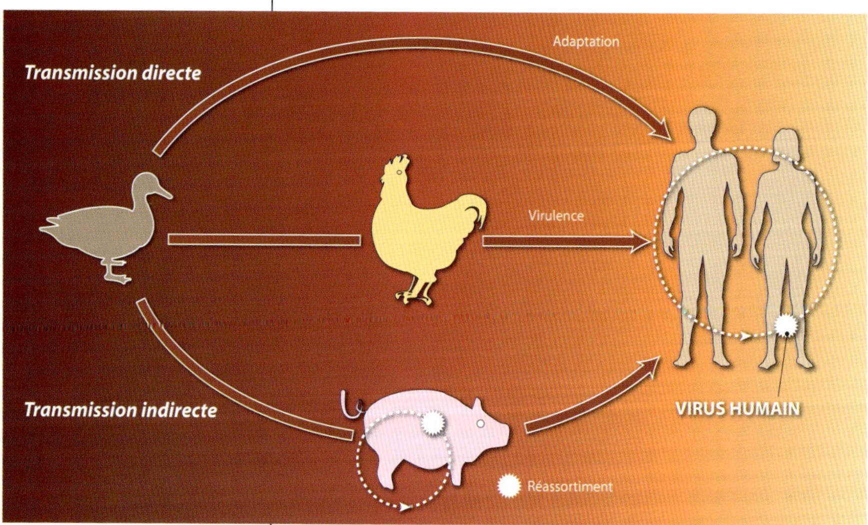

Quelle est la différence de symptôme entre des souches aviaires faiblement pathogènes et hautement pathogènes ?

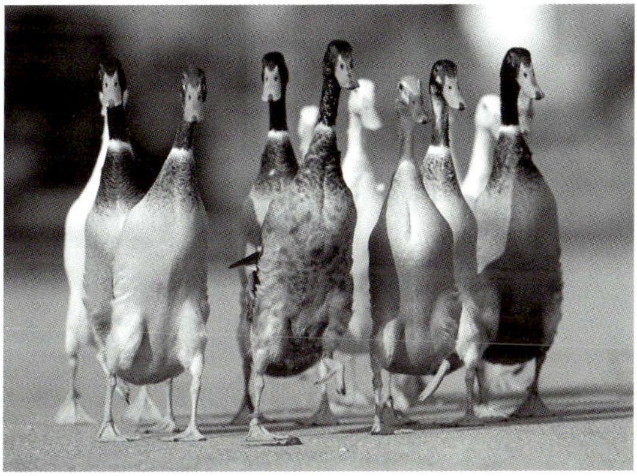

Les souches faiblement pathogènes sont responsables d'une infection asymptomatique. Les oiseaux sont, à ce moment là, souvent considérés comme un réservoir de virus. Quelques études expérimentales ont été réalisées sur le canard colvert chez qui le virus a pu être incriminé dans une immunodépression relative. Chez certaines volailles domestiques, il donne des atteintes a minima du tractus respiratoire, plus ou moins sévères : toux, jetage, larmoiements et surtout on observe une baisse de la ponte et du taux d'éclosion. Suivant les animaux, ils sont apathiques, anorexiques, diarrhéiques. Ceci est responsable d'un amaigrissement important. Chez les espèces particulièrement sensibles, le taux de mortalité peut atteindre 40 à 70 %. À l'inverse, pour les virus hautement pathogènes qui concerne surtout les poulets, dindes, etc., le taux de mortalité s'installe de façon excessivement rapide et est proche de 100 %. Ces virus sont caractérisés par des morts subites sans symptôme. Dans les formes un peu moins agressive, on peut observer des signes nerveux : tremblements de la tête et du cou, torticolis, raideurs entraînant des postures anormales, apathie, absence de réaction aux bruits, diminution nette de l'alimentation, diminution du taux de ponte devenant quasi nul en 5 à 6 jours. Dans ces formes-là, les atteintes respiratoires sont assez peu courantes. La contamination des oiseaux domestiques, et notamment des volailles (poulets, dindons, canards...), se fait par le contact avec les espèces sauvages suivi d'une dissémination facilitée par la densité et la taille des élevages et l'intervention humaine (personnel, transporteurs...). L'infection aviaire peut être bénigne et transitoire ou prendre une forme hautement virulente (Highly Pathogenic Avian Influenza : HPAI) affectant plusieurs organes et s'accompagnant d'une mortalité pouvant atteindre 100 %.

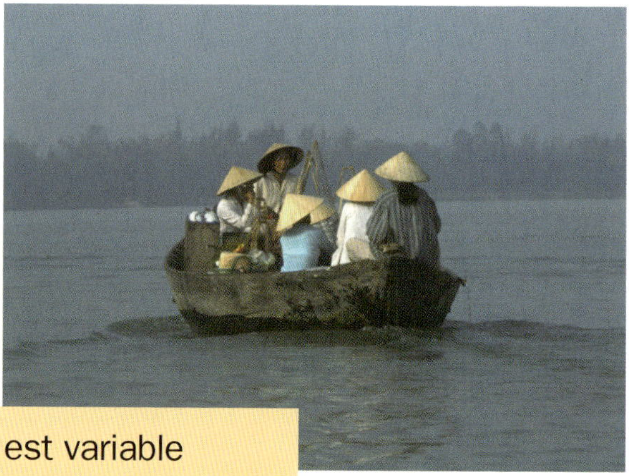

Le taux d'infection est variable selon les espèces

L'isolement des virus influenza A a été réalisé dans de nombreuses espèces aviaires sauvages. Selon les espèces, le taux d'infections est très variable. Il est de l'ordre de 15 % pour le groupe des oiseaux de type canards, oies, cygnes. Il est de 2,9 % pour les oiseaux tels les alouettes, les hirondelles, les corbeaux, les rouges-gorges, les mésanges, les moineaux.... Il est de 2,2 % pour les oiseaux marins de type goélands, mouettes.... Le taux d'infestation n'est pas déterminé pour les oiseaux appartenant aux groupes des columbiformes tels les pigeons, les colombes et les tourterelles et il est variable selon les souches virales. Des oiseaux appartenant à l'ordre des pissiformes (pie) peuvent être aussi porteurs du virus. Les oiseaux sauvages sont les principaux réservoirs de virus et notamment les oiseaux aquatiques. Ils peuvent donc les transmettre à d'autres hôtes comme le cheval, le porc, l'homme, la poule.... Chacun de ces virus peut s'adapter à ses nouveaux hôtes et provoquer des épidémies, mais la transmission interespèce est possible, comme par exemple homme-porc.

Plusieurs épizooties se sont produites au cours des dernières années, en particulier à Hong Kong en 1997. Cette dernière s'est accompagnée de 18 cas de grippe humaine, dont 6 décès, chez lesquels un nouveau sous-type viral H_5N_1 d'origine aviaire a été isolé, mettant en évidence la possibilité d'introduction directe de virus aviaires dans la population humaine. Bien qu'aucun cas de transmission interhumaine de cette souche aviaire n'ait été observé, la grande variabilité des virus associés à leur potentiel de réassortiment génétique avec une souche différente au sein d'un même organisme fait peser la menace d'une nouvelle pandémie. En 2003, aux Pays-Bas, la survenue dans un élevage de poulets d'une épizootie due à une souche aviaire H_7N_7 a été associée à 89 cas d'infection humaine. Parmi ceux-ci 86 ont été exposés à la volaille. Chez ces sujets il y a eu 1 décès. Il y en a eu 3 chez des sujets contacts.

Épisodes de grippe à virus influenza A aviaire :

Année	*Souches*	*Lieu*	*Nbr. de cas*	*Nbr. de décès*
1918	H_1N_1	*Pandémie*	*?*	*> 20 millions*
1956	H_2N_2	*Pandémie*	*?*	*?*
1968	H_3N_2	*Pandémie*	*?*	*?*
1997	H_5N_1	*Hong-Kong*	*18*	*6*
1999	H_9N_2	*Hong-Kong*	*2*	*?*
2003	H_7N_7	*Pays-Bas*	*89*	*1*
2003	H_5N_1	*Hong-Kong*	*2*	*1*
2004	H_5N_1	*Thaïlande et Vietnam*	*35*	*24*
2005	H_5N_1	*Vietnam*	*93*	*22*
2005	H_5N_1	*Chine*	*6*	*2*
2005	H_5N_1	*Thaïlande*	*22*	*14*
2005	H_5N_1	*Indonésie*	*14*	*9*
2005	H_5N_1	*Cambodge*	*?*	*4*

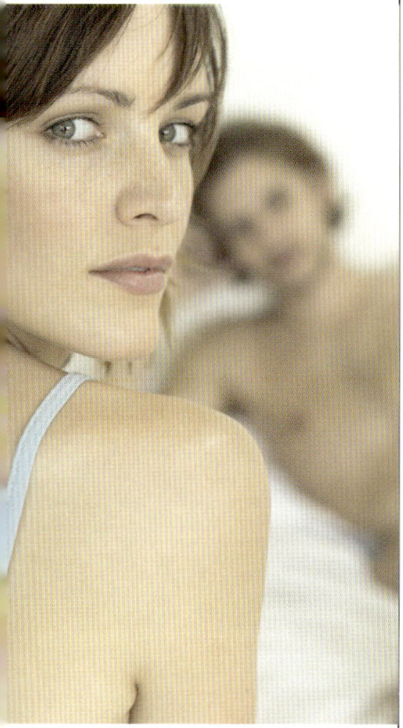

Que doit-il se passer pour que le virus aviaire devienne contagieux d'homme à homme ?

Jusqu'à aujourd'hui, des oiseaux ont contaminé des hommes mais les hommes ne se sont pas contaminés entre eux. Si les multiples foyers de peste aviaire non ou mal contrôlés sont l'un des éléments des risques, le virus n'est pas capable pour l'instant de se transmettre d'homme à homme. Il faut qu'il se modifie. Plusieurs scénarios sont possibles.

• Soit les choses se passent comme pour le virus ayant provoqué la pandémie de 1918 (grippe espagnole).

Dans ce cas là, il y aurait un passage direct de l'oiseau à l'homme d'un virus à peine modifié capable d'infecter l'homme. Dans cette hypothèse, l'introduction directe du virus de l'oiseau chez l'homme est possible par une exposition répétée au virus aviaire hébergé par les volailles infectées. C'est ce qui est en cours d'observation dans des pays d'Asie comme le Vietnam, le Cambodge, la Thaïlande, l'Indonésie et plus récemment la Chine. Le virus peut subir alors ce qu'on appelle « une humanisation » qui se traduit par l'acquisition de mutations permettant une adaptation du virus à un site récepteur humain. Normalement, le virus se fixe par son hémagglutinine qui est spécifique du récepteur de l'espèce animale concernée par le virus. Si des modifications interviennent sur cette hémagglutinine, elle peut modifier sa spécificité et s'adapter à un récepteur différent, en l'occurrence un récepteur humain. Le virus, à l'origine aviaire, peut ainsi devenir un virus adapté à l'humain. Les chercheurs analysent actuellement sur les nouveaux virus H_5N_1 l'hémagglutinine de façon à détecter ses modifications pouvant être le témoin d'une adaptation à l'homme. En fait, à ce jour, le récepteur reste toujours un récepteur majoritairement de type aviaire sans modification suffisante d'adaptation à un récepteur humain. Le virus H_1N_1 de 1918 est resté aviaire mais il a utilisé un autre mode de fixation sur l'acide sialique qui est un composant des sécrétions lui permettant alors d'accéder aux cellules humaines et de les infecter. Il n'est pas exclu que le H_5N_1 actuel utilise une solution similaire.

• Soit il y a mélange d'un virus humain avec le virus aviaire. Il s'agit d'un « réassortiment » réalisé par un mélange de matériel génétique entre le virus aviaire et le virus humain. L'échange permet une adaptation du virus aviaire à l'homme. C'est l'émergence de nouveaux virus par ce mécanisme qui a été observée pour la grippe asiatique en 1957 et, en 1968, pour la grippe de Hong Kong. Le réassortiment du virus de ces deux pandémies s'est réalisé chez le porc qui peut être infecté par des virus humains. Le réassortiment génétique chez le porc serait caractérisé par l'introduction d'un fragment génétique du virus aviaire H_5N_1 dans un virus conservant un fond génétique humain partagé avec cet animal. En effet, dans ces pays d'Asie, les porcs côtoient souvent les volailles.

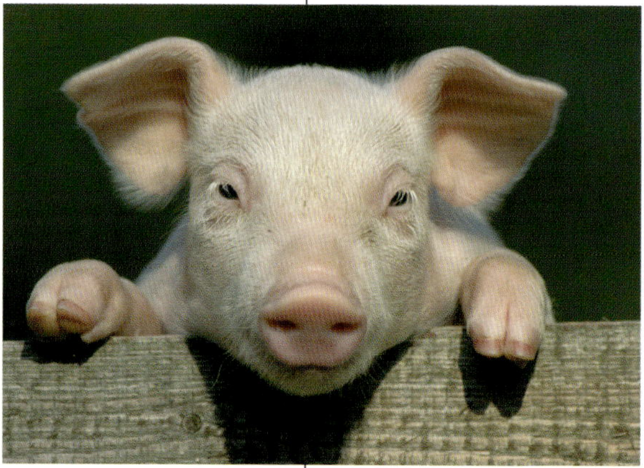

Le mécanisme de réassortiment génétique décrit chez le porc pour la grippe asiatique et de Hong Kong peut aussi, en théorie, se passer chez l'homme en cas de co-infection par un virus humain en même temps qu'un virus aviaire. Il est alors imaginable que l'homme joue le rôle de creuset pour un virus pandémique par réassortiment entre un virus humain et un virus aviaire. C'est sur cet argument que le renforcement de la vaccination humaine par des virus classiques actuellement en circulation, tels les $A(H_1N_1)$ et $A(H_3N_2)$, pourrait présenter un intérêt. Il est facile de comprendre qu'une diminution des cas d'infections par la grippe classique réduirait les possibilités d'infections concomitantes par les deux virus. Un virus émergent provenant d'un réassortiment directement chez l'homme serait improbable. Les réassortiments de 1957 et 1968 ont permis l'apparition de virus dont la contagiosité était élevée mais qui ont induit une mortalité nettement inférieure à celle qui avait été provoquée par le virus H_1N_1 de 1918. Les élevages porcins font donc l'objet d'une surveillance très attentive car l'apparition de cas chez ces mammifères avec transmission directe à l'homme serait les prémices d'une épidémie par un virus ayant subi un réassortiment génétique éventuellement avec un virus aviaire.

Plus de 120 millions de poulets morts ou abattus en trois mois ! La plupart des pays atteints n'avaient jamais connu de plan B de grippe aviaire hautement pathogène. Au Japon et en Corée, le problème a été limité aux élevages industriels ce qui a permis de prendre des mesures d'éradication très rapides. Par contre, en Thaïlande, au Vietnam les flambées ont été multiples et ont intéressé toutes les régions de ces pays. Les épidémies ont concerné des élevages familiaux de poulets et de canards en liberté. En 2004 la Chine a également présenté ce type de flambée dans ses provinces. On a estimé à 120 millions le nombre d'oiseaux d'élevage morts ou abattus en trois mois, vraisemblablement le nombre le plus important enregistré depuis 40 ans. Les conséquences économiques sont très importantes, car dans les pays touchés, 50 à 80 % des volailles sont élevées dans des petites fermes rurales. Elles procurent aux familles une source importante de revenus et 30 % de l'apport protéique alimentaire total.

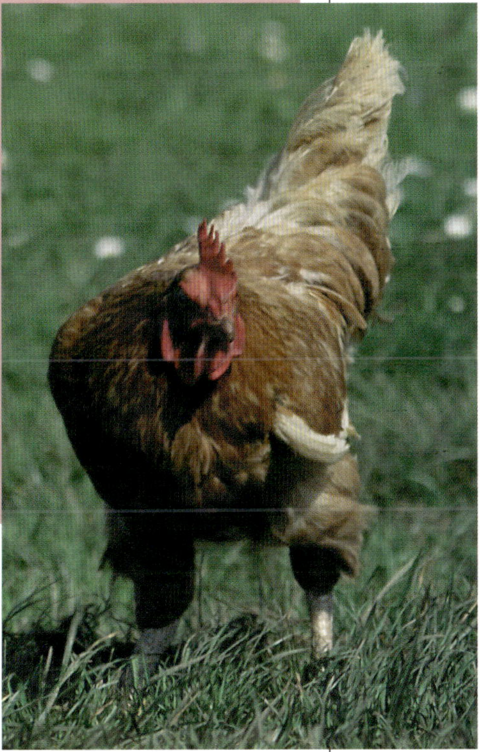

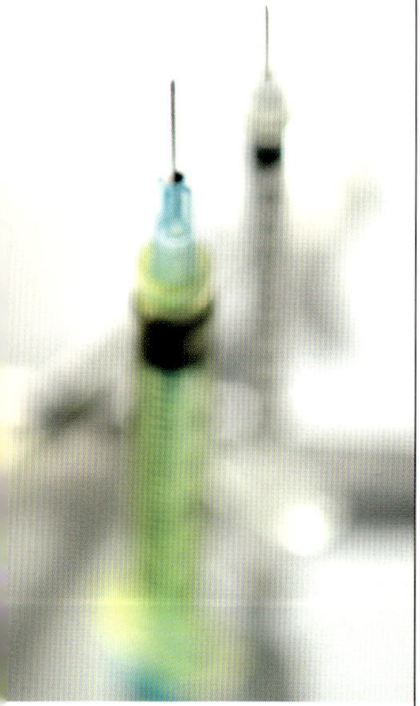

Où en est-on du vaccin contre H_5N_1 ?

La survenue d'une pandémie à virus aviaire pose le problème de la disponibilité rapide d'un vaccin efficace. Étant donné le temps nécessaire à la préparation d'un vaccin spécifique, la possibilité de disposer à l'avance d'un vaccin contre une souche connue et capable de conférer une immunité croisée envers la souche épidémique présenterait un intérêt majeur.

L'immunité humorale est considérée comme inefficace pour protéger contre des virus sérologiquement distincts. Cela justifie la création de nouveaux vaccins adaptés chaque année. Par contre, selon les études précédemment citées, il existe une immunité cellulaire croisée contre des sous-types du virus. Les mécanismes responsables de cette immunité croisée sont mal élucidés mais reposent probablement à la fois sur l'immunité cellulaire, en particulier des lymphocytes (supports de l'immunité cellulaire), et sur des anticorps dirigés contre des parties communes des virus. À ce jour, les essais vaccinaux chez l'homme, réalisés à partir de protéines H_5 recombinante (c'est-à-dire fabriquées par génie génétique) ou d'antigène de surface préparé à partir de souches H_5N_3 non pathogènes, ont entraîné une immunité mais celle-ci n'est pas satisfaisante. Par contre, des lymphocytes T humains dirigés contre un virus H_1N_1 sont capables de lyser des cellules infectées par du virus H_5N_1. Certains chercheurs ont donc étudié la possibilité de créer un vaccin stimulant l'immunité cellulaire au moyen de virus modifiés mais présentant des caractéristiques proches du H_5N_1. Les résultats sont encourageants chez la souris ! Les vaccins à ADN présentent plusieurs avantages par rapport aux vaccins inactivés ou recombinants. Ils utilisent des gènes codants pour les protéines conservées du virus. D'autres procédés sont en cours d'évaluation (génétique inverse).

Alimentation et risque de grippe aviaire

Dans ce chapitre, on ne parle que de la grippe aviaire ou peste aviaire et non de la grippe pandémique à transmission aérienne due à un virus H_5N_1 modifié transmissible d'homme à homme.

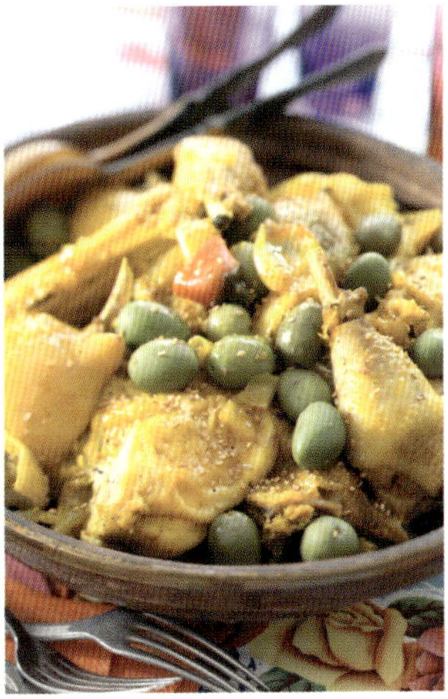

• Les volailles

Les virus ne résistent pas à la cuisson. Une volaille cuite ne présente donc aucun risque de contamination. Par contre, la personne qui l'a préparée et l'a manipulée crue présente un risque dans les zones où sévissent des épidémies ou si l'animal a été importé d'un pays à risque. Actuellement, la surveillance sur l'origine des volailles élevées à l'étranger a été renforcée au point que les importations des zones à risque ont été suspendues. Dans tous les cas, on doit se laver les mains après avoir manipulé une volaille crue et laver les plats et ustensiles ayant servi à sa préparation. Ces règles sont celles de la bonne hygiène en cuisine ce qui prévient aussi d'autres risques tels que celui de contracter une salmonellose (bactéries provoquant une diarrhée aiguë). Le très grand nombre de cas de ces infections digestives en France indique que la sécurisation dans la préparation des volailles n'est pas optimale par les ménagères.

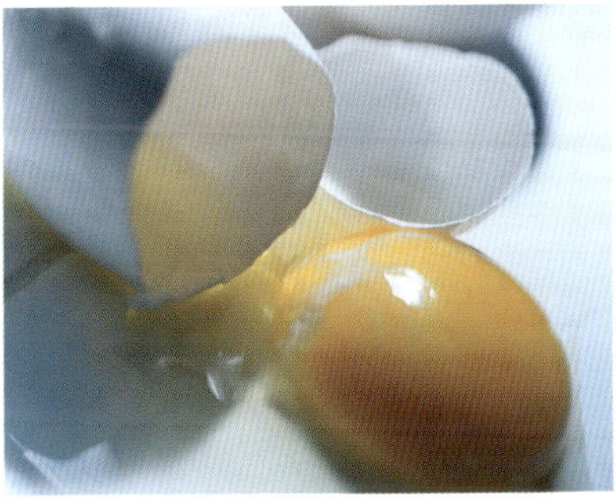

• Les œufs

D'autres sources de contamination par les salmonella et potentiellement par le virus de la grippe aviaire sont également possibles. Il s'agit du blanc d'œuf lyophilisé en poudre car la température de lyophilisation n'excède pas 54 °C. D'une manière générale, tous les aliments comportant de l'œuf sont préparés à une température de cuisson écartant le risque.

• **Le foie gras :** les produits frais, dont le foie gras parfois consommé très peu cuit, sont à risque théorique car les canards gras peuvent abriter le virus de la grippe aviaire sans être malade. C'est ce problème qui a justifié de suspendre l'élevage en plein air de ces volatiles car ils peuvent être contaminés par des oiseaux sauvages de passage qui viennent se nourrir dans leur espace ouvert. L'éleveur ne s'apercevra de rien car le canard ne tombe pas nécessairement malade.

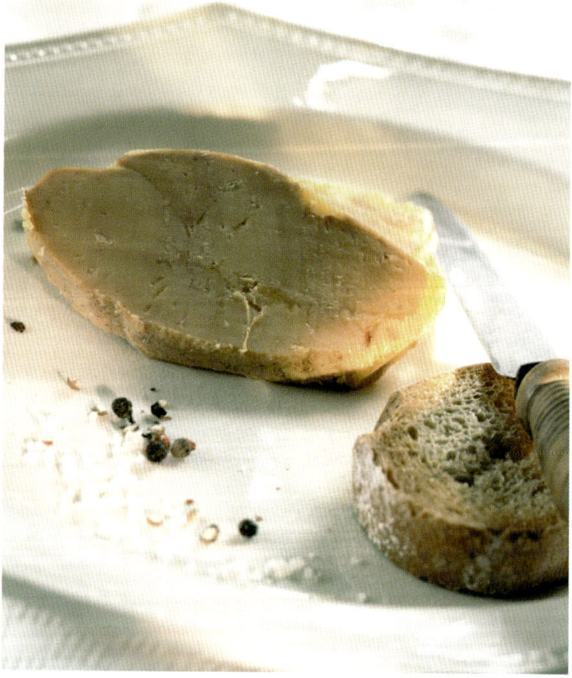

• **La chasse :** la chasse aux animaux à plumes est une source potentielle de contamination du chasseur qui va manipuler à mains nues sa chasse. Il peut se contaminer par les aérosols provenant de l'animal ou par voie digestive, notamment s'il mange son casse-croûte sans s'être lavé les mains. Pour ceux qui vont préparer le produit de la chasse, le risque potentiel est le même que celui occasionné par les volailles d'élevage.

Les risques développés dans ce chapitre concernent la grippe aviaire, c'est-à-dire une contamination par un virus aviaire à partir d'un volatile. Si la grippe aviaire devenait pandémique, c'est-à-dire très contagieuse, la transmission se fera par voie aérienne, comme la grippe saisonnière. Le problème de l'alimentation sera alors secondaire. Il n'empêche que les mesures proposées préviennent d'autres maladies transmissibles et, à ce titre, elles devraient être appliquées systématiquement.

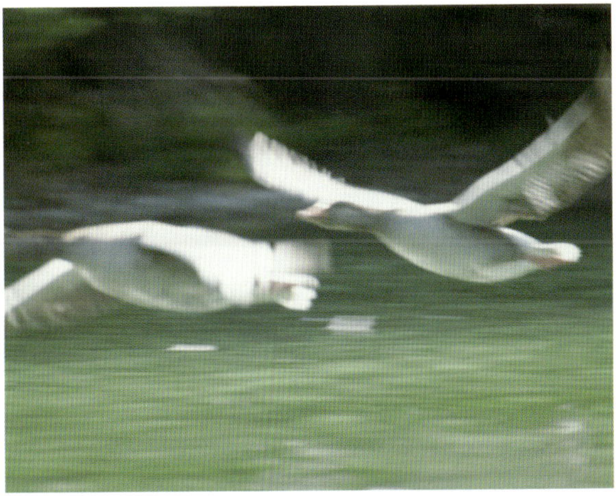

La France, pays producteur de volaille

La France est le premier exportateur de volailles en Europe et occupe l'une des premières places dans le monde. La filière emploie environ 57 000 personnes pour une production annuelle de un milliard de volailles dans 30 600 élevages. La France importe peu de volailles. La surveillance repose sur 4 500 agents de terrain et d'un réseau de vétérinaires qui ont un mandat spécifique. La France est aussi le premier producteur de vaccins contre la grippe. Pour l'instant, le vaccin est obtenu par la culture du virus sur œuf de poule mais prochainement il sera obtenu sur culture cellulaire. Une part importante de la production d'œuf est réservée à la production des vaccins ; il s'agit là d'un double enjeu économique.

Plan pour l'élevage et la chasse

Le gouvernement a pris, fin octobre, des mesures de prévention contre le risque de grippe aviaire. Ces mesures s'appliquent à 26 départements (n° 01, 10, 11, 13, 17, 2B, 27, 30, 33, 34, 35, 36, 40, 44, 45, 50, 51, 52, 54, 55, 56, 67, 68, 76, 80,85) à partir du 1er décembre 2005. Une extension de ces mesures à d'autres départements vient d'être publiée début 2006. Lorsque le confinement n'est pas applicable pour le bien-être de l'animal ou pour des techniques d'élevage (canards gras), il faut que l'alimentation et l'abreuvement s'effectuent à l'intérieur des bâtiments ou par des distributeurs protégés empêchant le contact avec des oiseaux sauvages. La visite mensuelle d'un vétérinaire est obligatoire. Certaines mesures sont applicables sur tout le territoire français : obligation pour tout détenteur d'oiseaux d'éviter le contact avec les oiseaux sauvages, interdiction de transporter et d'utiliser des appelants pour la chasse, suspension des foires, marchés et expositions d'animaux, etc.

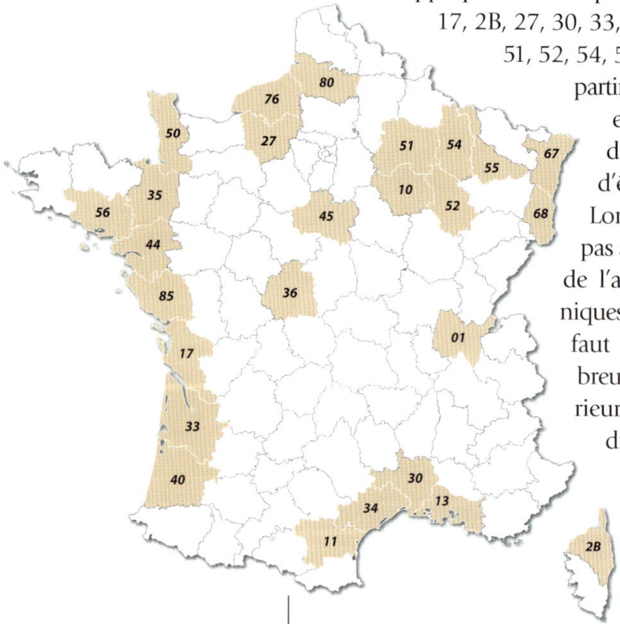

Surveillance de la faune sauvage

En 2000 a été lancée une surveillance active des oiseaux sauvages par l'AFSSA et l'Office nationale de la chasse et de la faune sauvage. La surveillance est surtout importante en Loire-Atlantique et en Camargue car ce sont des zones de regroupement des oiseaux sauvages. L'observation d'oiseaux sauvages morts est un bon indicateur. Ils sont prélevés et adressés à des laboratoires spécialisés. Les Fédérations de chasse jouent un rôle actif ainsi que les laboratoires vétérinaires départementaux. Par rapport au plan d'urgence, des exercices d'évaluation ont déjà été réalisés en Bretagne les 3 et 4 novembre 2005.

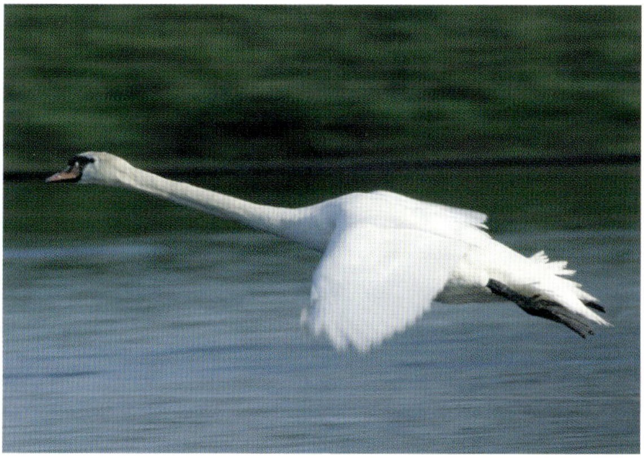

Le portage du virus par des oiseaux sauvages migrateurs est admis. Il est à l'origine des plans de confinement des oiseaux d'élevage pour éviter leur contact avec des oiseaux sauvages. Il a été constaté en automne 2005, en Europe du Sud-Est et en Turquie, une contamination d'élevages artisanaux sur les axes de migration en provenance notamment de Sibérie et du Kazakhstan, régions dans lesquelles sévit une épizootie d'infection à H_5N_1 dont la déclaration remonte à l'été 2005.

La grippe aviaire pandémique

Prise en charge : le Plan

Il ne s'agit pas des cas de grippe aviaire par transmission de l'oiseau à l'homme mais de la situation épidémique induite par la transmission directe d'homme à homme ; c'est-à-dire de la pandémie.

La personne contaminée commence à répandre du virus un jour avant l'apparition des symptômes d'après les données classiques sur la grippe saisonnière. L'excrétion maximale du virus se situe vers le troisième jour et se tarit vers le septième jour. Ne connaissant pas à ce jour la grippe aviaire pandémique, ces données sont sous réserve. La définition d'un cas d'après les symptômes n'est évidemment pas documentée. Un site Internet donnera, le moment venu, la définition d'un cas d'après les symptômes : www.invs.sante.fr/surveillance/grippeaviaire/fichepratique. D'ores et déjà, un certain nombre d'indications son disponibles :

- **Toute personne fiévreuse** revenant depuis moins de sept jours d'une zone dans laquelle sévit une épizootie est suspecte et doit faire l'objet d'une évaluation.
- **Si la personne est jugée « cas possible »** par le médecin après examen et interrogatoire qui précisera le risque, l'Institut de veille sanitaire (INVS) et la Direction départementale des affaires sanitaires et sociales (DDASS) doivent être informés.
- **Il sera alors fait appel au Centre 15 (SAMU)** qui confirmera ou infirmera le cas possible. Les personnes exposées à la même source seront si possible identifiées et examinées dans les meilleurs délais.

La suite de la prise en charge est dépendante de la gravité. Si les soins à domicile sont possibles, cette solution est à privilégier à condition que la situation clinique et l'environnement permettent les prélèvements pour la confirmation virologique du diagnostic à réaliser immédiatement. Un prélèvement nasopharyngé sera réalisé dès confirmation du classement du cas en « cas possible ». Un kit de prélèvement est disponible pour cela et comporte toutes les explications nécessaires. Des conseils sont donnés à la famille et sont à respecter en attendant le résultat virologique du prélèvement. L'hospitalisation ne doit concerner que les cas graves. Les mêmes procédures de prélèvements sont réalisées en cas d'hospitalisation.

PLAN GRIPPE AVIAIRE

Zone de Défense SUD | *Région : PACA* | *Département : 06*

Phase pré-pandémique avec cas humain sans transmission inter humaine

FICHE DE SIGNALEMENT

d'un cas humain suspect et de validation d'un cas possible

Validation : *10 octobre 2005*
Fiche : *GA / Signalement / V1-2005*
Action menée par : *les intervenants du circuit*

- *Intervenants de terrain : médecins, para-médicaux, pompiers ...*
- *Services Aéroportuaires : service médical et personnels au sol ou navigant*
- *Services Portuaires : personnels du port et personnel de bord, CCMM*
- *Etablissements de santé, médico-sociaux, sociaux, centres de PMI*
- *Sercices de médecine du travail*

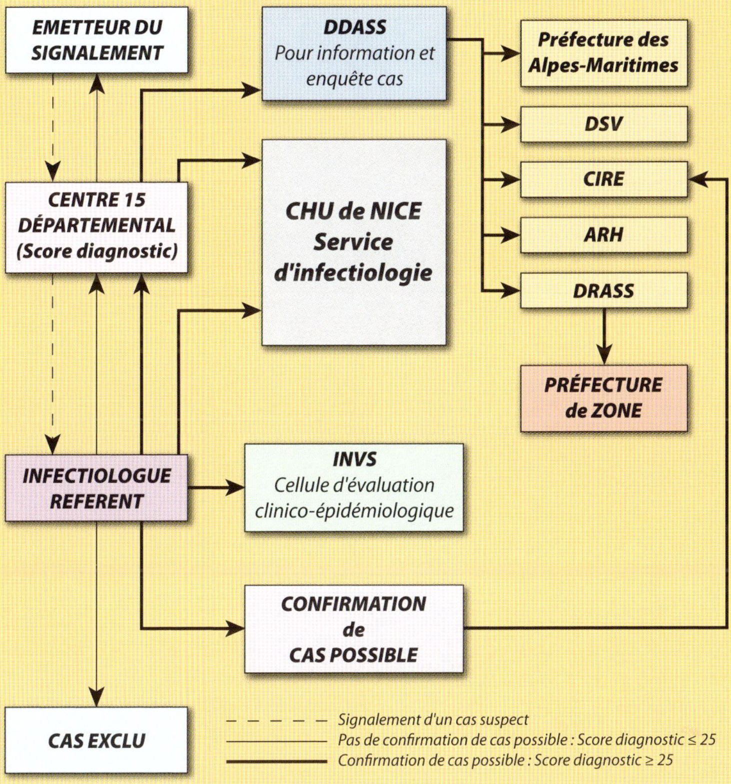

Prise en charge d'un cas possible
Schéma plan intervention de la grippe aviaire

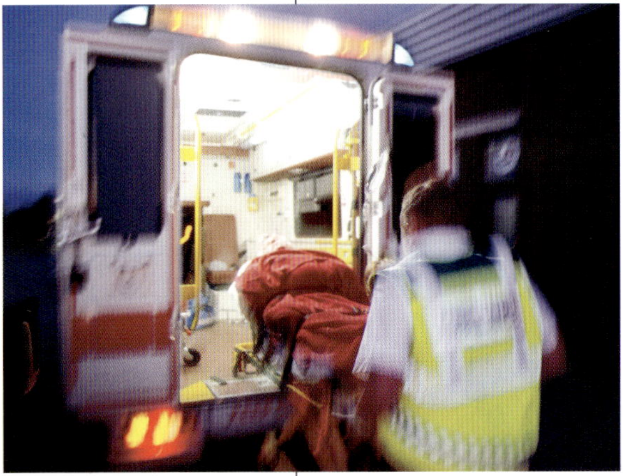

La définition précise de la situation est importante pour adapter la réponse. Il s'agit d'un cas possible sans signe de gravité avec possibilité de prise en charge au domicile. Vu la rapidité d'apparition des symptômes, la situation peut se présenter :

• **Dans un avion.** Un membre du personnel de bord volontaire ou désigné sera en charge de la personne et portera un masque de type FFP2 ou à défaut de type FFP1. Quant à la personne suspectée « cas possible », elle portera un masque antiprojection chirurgical. Le cas possible sera isolé à l'arrière de l'avion. Le commandant de bord signalera ce cas au correspondant médical de l'aéroport pour la prise en charge à l'arrivée. Un plan d'occupation des sièges durant le vol sera établi et conservé en vue d'utilisation en cas de confirmation. À l'arrivée, en dehors des premiers soins, le correspondant médical aura pris contact avec le SAMU par le Centre 15 qui, sur place, réévaluera le cas. La famille sera prévenue.

• **Dans un cabinet en ville**. Le médecin mettra en place des mesures barrières, délivrera les premiers soins, informera la famille, contactera le SAMU avec lequel il réévaluera le cas. Il recensera les co-exposés. Quant au SAMU, il contactera l'INVS pour validation du cas et informera la DDASS dès le classement en « cas possible » et c'est alors son rôle de contacter les co-exposés à la même source. Quant au cas possible et aux co-exposés, leur transport est organisé par le SAMU vers le service d'urgence pour la réalisation des prélèvements à visée diagnostique.

• **Au domicile,** si l'hypothèse de « cas possible » est soulevée, le médecin de famille contacte le SAMU et les mêmes actions qu'au cabinet sont réalisées. Si le SAMU dispose des kits de prélèvement, celui-ci peut être réalisé sur place, sinon le « cas possible » est acheminé par le SAMU sur un site de prélèvement. Si l'appel provient d'une personne qui s'estime « cas possible », c'est le SAMU qui se déplace et réalise les différentes opérations déjà citées.

• **Si le patient se présente spontanément aux urgences**, le problème est d'éviter une perturbation de l'activité des urgences et de limiter le risque de contagion des autres personnes présentes et du personnel de soins. Chaque établissement de soin doit mettre en place un dispositif spécifique valable en cas d'exposition à tout risque infectieux tel que le bioterrorisme (variole, etc.) ou d'autres épidémies (SARS, etc.).

Ce dispositif comporte :

• **Un affichage avant l'entrée (en amont)** des urgences demandant aux patients présentant une fièvre avec toux de se signaler à l'infirmière d'accueil et d'orientation (IAO). Il faut mettre à leur disposition dès l'entrée aux urgences des masques chirurgicaux antiprojections.

• **Un circuit spécifique** au sein des urgences ou à proximité, avec orientation rapide par l'IAO, dès signalement, vers une pièce d'isolement dédiée, à l'écart des flux de passage des urgences.

• **L'identification d'une équipe limitée** en nombre (médecin, infirmière, aide-soignant) affectée à la prise en charge du patient.

• **Une mise à disposition de moyens de protection avec :**

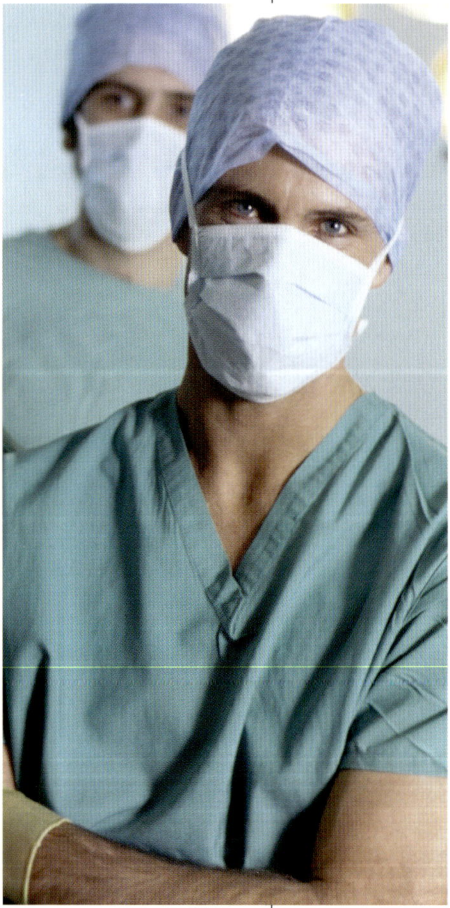

- Protections respiratoires individuelles pour le personnel soignant de type FFP2 ou à défaut FFP1, gants à usage unique, lunettes et casaque de protection à utiliser notamment en cas de risque de projection de sécrétions respiratoires.
- Masques chirurgicaux pour les patients.
- Soluté hydro-alcoolique ou savon antiseptique pour le lavage des mains, produits détergents (désinfectants pour la désinfection des surfaces, des mouchoirs jetables et des sacs poubelle DASRI).

Les examens complémentaires à visée diagnostique ou thérapeutique requis par l'état de santé du patient seront réalisés si possible au lit du patient. La radiographie pulmonaire sera réalisée de préférence dans un service d'imagerie, le service étant prévenu préalablement pour éviter l'attente et le contact avec d'autres personnes malades ou des soignants. Le patient portera un masque de type chirurgical pendant tout le temps des transferts et de l'examen.

Mesures de prévention au domicile familial

Des mesures de prévention au sein de la famille sont rappelées et devront être connues de tous. Il convient d'abord de rappeler au patient « cas possible » ou confirmé et aux contacts familiaux qu'actuellement aucune transmission interhumaine avérée du virus n'a été rapportée et que les mesures sont à appliquer à titre de protection des proches dans le cas de tout symptôme grippal comme de toute infection respiratoire fébrile. Un court rappel de l'épidémiologie de la grippe pourra être utile, notamment en cas de grippe saisonnière. En effet, il est possible que d'autres cas parmi les proches surviennent, la contagiosité du malade précédant de 24 heures les symptômes. Dès le début des symptômes, le malade doit :

• **S'isoler dans une pièce** en limitant tout contact avec son entourage.

• **Porter un masque chirurgical** (en vente en pharmacie) lors de présence d'un tiers dans sa chambre ou lors des déplacements.

• **Éviter toutes les visites inutiles** dans sa chambre et dans la famille, en particulier avec des sujets à haut risque médical (maladies chroniques, affections cardio-respiratoires...).

• **Organiser une aération** régulière de la pièce.

• **Procéder à une hygiène rigoureuse** des mains, tout comme pour l'entourage après chaque contact.

• **Organiser le traitement des mouchoirs** et des masques chirurgicaux usagés du patient : si possible, une désinfection préalable avant élimination sera réalisée par de l'eau de javel, à défaut, ils seront jetés dans une poubelle avec couvercle actionné par une pédale et pourvue de sac plastique. Ce dispositif sera installé à l'usage du patient dans sa chambre pour les recueillir. Le sac plein, fermé hermétiquement par son lien, sera éliminé par la filière des ordures ménagères classique.

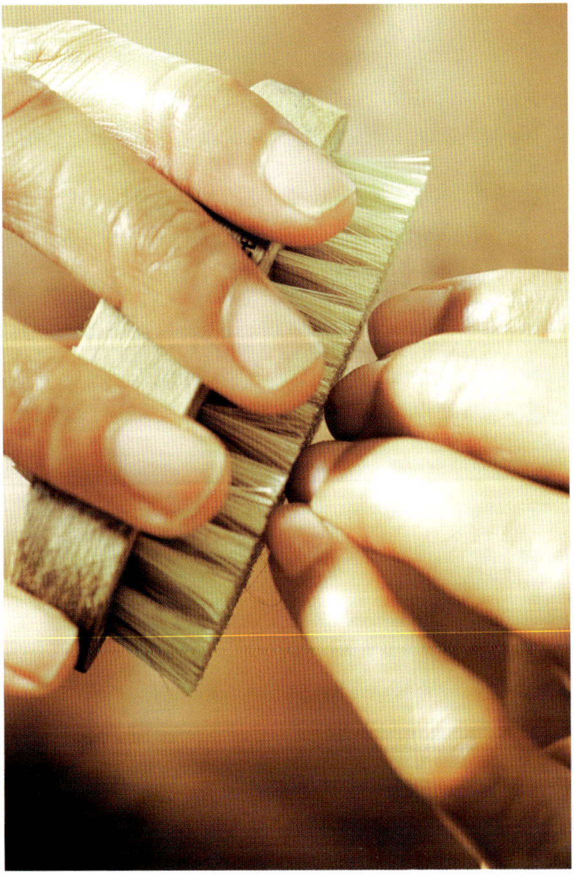

• **Un nettoyage des objets** courants du sujet doit être réalisé (lavage au savon et à l'eau chaude). Chaque membre de la famille dispose de son propre linge, en particulier les serviettes de toilettes, ainsi que de sa propre brosse à dent. La vaisselle et le linge du patient peuvent être lavés en commun avec la vaisselle ou le linge du reste de la famille dans un lave-vaisselle ou un lave-linge. Le mouchage, l'éternuement, l'expectoration, la toux dispersent du virus de la grippe qui se transmet par voie aérienne et en particulier par les gouttelettes respiratoires. Il est impératif de respecter les règles d'hygiène de base des voies respiratoires, à savoir :

- Se couvrir la bouche chaque fois qu'on tousse puis se laver les mains.
- Se couvrir le nez chaque fois qu'on éternue puis se laver les mains.
- Se moucher avec des mouchoirs en papier à usage unique jetés dans une poubelle recouverte d'un couvercle puis se laver les mains.
- Ne cracher que dans un mouchoir en papier à usage unique jeté dans une poubelle recouverte d'un couvercle puis se laver les mains.

• **L'hygiène des mains :**
le lavage des mains au savon ou l'utilisation de produit hydro-alcoolique (en vente en pharmacie) est essentiel, doit se faire soigneusement et être répété très souvent dans la journée, plus particulièrement après chaque contact avec le malade, avec le matériel qu'il utilise ou avec ses effets personnels.

Il est nécessaire de signaler au médecin traitant toute aggravation de l'état de santé du malade en cas de prise en charge à domicile.

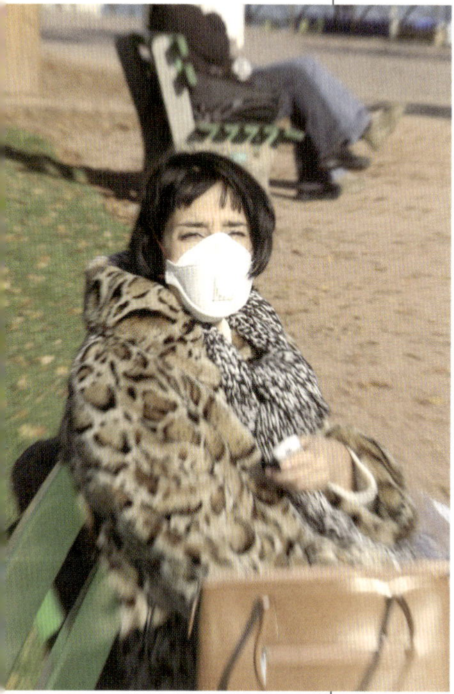

Les masques

La connaissance des masques est importante car il existe deux types de dispositifs : les masques et les appareils de protection respiratoire :

• **Les masques médicaux** (masques de soins, masques chirurgicaux) : le masque médical est destiné à éviter, lors de l'expiration de celui qui le porte, la projection de sécrétions des voies aériennes supérieures ou de salive pouvant contenir des agents infectieux transmissibles. Il arrête les « gouttelettes » mais ne prévient pas nécessairement d'une contamination « aérienne » :

- Porté par le soignant, il limite la contamination du patient et de son environnement (air, surfaces, produits).

- Porté par le patient contagieux, il limite la contamination de son entourage et de son environnement.

Mais en aucun cas il ne protège contre les agents infectieux transmissibles par voie « aérienne ». Ce masque est parfois équipé d'une visière protégeant les yeux. Les masques médicaux sont des dispositifs médicaux (de classe I) qui relèvent de la directive européenne 93/42/CEE. La conformité de ces masques aux exigences essentielles de la directive précitée est attestée par le marquage CE dont le sigle est sur l'emballage.

• **Les appareils de protection respiratoires jetables** ou « masques » de protection respiratoire : ce sont des appareils de protection respiratoire jetables filtrant des particules très fines et destinés à protéger celui qui les porte contre l'inhalation d'agents infectieux transmissibles par voie « aérienne ». Ils protègent aussi contre le risque de transmission par des « gouttelettes ». Par ordre croissant d'efficacité, il existe trois classes d'appareils de protection respiratoire jetables : FFP1, FFP2 et FFP3. L'efficacité prend en compte l'efficacité du filtre et la fuite au visage. La protection apportée dépend de la classe de l'appareil choisi et de son bon ajustement au visage. Les appareils de protection respiratoire sont des équipements de protection individuelle qui relèvent de la directive précitée et dont la conformité est attestée par le marquage CE suivi du numéro d'un organisme. Il figure sur l'appareil lui-même ; en outre est mentionné son type :

- EN 149
- FFP1, FFP2 ou FFP3

Bonnes pratiques d'utilisation des appareils de protection respiratoire jetables :

- Consulter les notices d'emploi fournies par les fabricants.
- Ajuster les masques ou appareils de protection respiratoire au visage : dépliage complet, liens bien serrés ou élastiques bien en place, pince-nez ajusté.
- Une fois en place, ne pas manipuler le masque ou l'appareil de protection respiratoire car il existe un risque de détérioration de celui-ci et de contamination des mains.
- Se laver les mains après avoir enlevé l'appareil de protection respiratoire.
- Éliminer le masque ou l'appareil de protection respiratoire utilisé dans la filière des Déchets d'activité de soins à risques infectieux en milieu hospitalier.
- Attention, un masque ou un appareil de protection respiratoire filtrant contre les particules ne protège pas contre l'inhalation de gaz ou de vapeurs (désinfectants, gaz anesthésiques...).
- Porter un masque avec une couche imperméable s'il existe un risque de projections de liquides biologiques.
- Lunettes ou visières font partie du dispositif de protection.

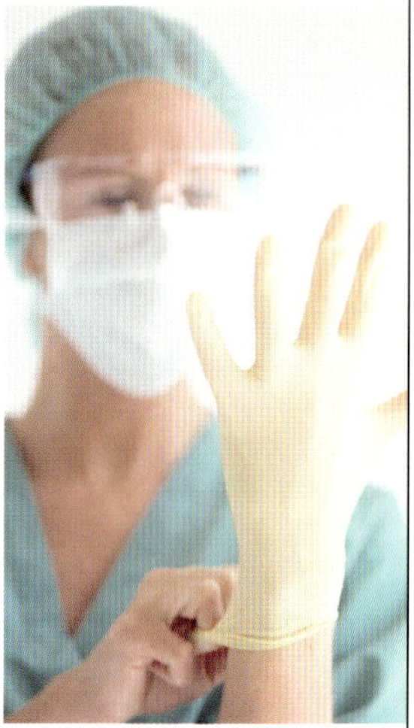

Gestion des prélèvements au domicile, le kit de prélèvement

Le kit de prélèvement nasopharyngé est destiné aux professionnels de santé réalisant des prélèvements chez les patients classés « possibles » d'une grippe due à un virus grippal d'un nouveau sous-type. Ce kit doit être utilisé dès lors qu'une transmission interhumaine a été mise en évidence ou en cas de suspicion d'un virus hautement pathogène. La composition du kit est la suivante :

- **Équipement de protection du soignant :**
  - Un masque de protection respiratoire individuel jetable répondant à la norme EN 149 de type FFP2.
  - Une paire de lunettes de protection (à désinfecter après usage).
  - Une paire de gants jetables non stériles.
  - Une casaque de protection (jetable).
- **Un dispositif de prélèvement viral** avec mode d'emploi pour le prélèvement nasopharyngé.
- **Une fiche de renseignement.**
- **Cinq masques** chirurgicaux à laisser au malade.
- **Un sac pour le recueil** des déchets de type DASRI (masques, gants usagés…).
- **Un sachet plastique** de premier conditionnement fermant hermétiquement.
- **Un triple emballage** normalisé type 6.2 de l'OMS (ce triple emballage est fourni également par le prestataire de transport).

Utilisation du kit de prélèvement viral

Le professionnel réalisant le prélèvement doit :

- **S'équiper** avec le matériel de protection avant de rentrer en contact avec le patient et adapter le masque de type FFP2 à son visage afin de supprimer toute fuite d'air.

• **Savoir** que la durée d'utilisation du masque est de 4 heures au maximum.

• **Réaliser de préférence un prélèvement** nasal, à défaut pharyngé : bien frotter les parois nasales (suffisamment haut dans chaque narine) ou pharyngées avec l'écouvillon puis placer ce dernier dans le milieu ou le tube de transport. Casser la tige (si nécessaire) et bien refermer le tube. Contacter le CNR (Centre national de référence) en cas de difficulté. Ne pas expédier d'écouvillons secs.

• **Placer le prélèvement** dans le triple emballage normalisé type 6.2 de l'OMS. Les références et les informations concernant le malade doivent être claires et lisibles. Ce prélèvement doit être ensuite acheminé au CNR de la zone géographique concernée ou vers un laboratoire P3 agréé. Ce prélèvement sera accompagné par une fiche d'information jointe à placer à l'extérieur de l'emballage secondaire ; le CNR ou le laboratoire P3 devra être prévenu de cet envoi. Le transport et la conservation se font à + 4 °C.

• **Fournir des masques chirurgicaux** au patient pour que celui-ci les porte dès qu'il est en contact avec un tiers et ce, jusqu'aux résultats du prélèvement. Le patient pourra s'approvisionner en masques si nécessaire.

• **Enlever**, une fois qu'il n'est plus en contact avec le patient, dans l'ordre suivant, le masque, la casaque, les gants (les mettre dans le sac pour recueil de déchets qui devra ensuite être détruit selon les règles d'hygiène en vigueur) et les lunettes.

• **Laver les lunettes** avec du savon puis se laver les mains avec du savon ou une solution hydro-alcoolique.

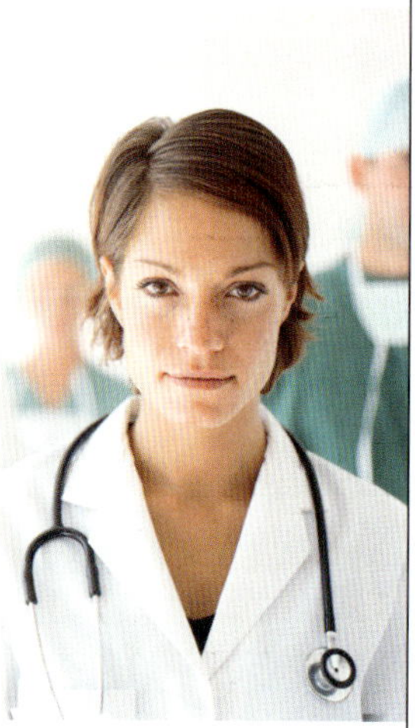

L'ensemble des ces mesures nécessite, pour leur mise en place, une bonne coordination des services de santé, des personnes chargées des contrôles, etc. mais surtout une bonne information du public pour que les procédures diagnostiques soient bien acceptées et que les mesures préventives et thérapeutiques puissent se mettre en action sans désordre. L'information et la formation sont donc essentielles ainsi qu'une discipline stricte dans l'application des mesures sanitaires pour éviter une diffusion épidémique non contrôlable. Cet aspect reste la grande inconnue qui fera que le plan gouvernemental arrivera à limiter la diffusion de l'épidémie ou non. « L'indiscipline française » et la mise en doute des décisions prises risquent d'être délétères. Le but de ce livre est aussi de sensibiliser chacun à un comportement citoyen qui évitera la mise en danger de la vie d'autrui. Tous les comportements irrationnels qui pourront être observés peuvent entrer dans le cadre juridique de la mise en danger de la vie d'autrui.

Accès au traitement par Oseltamivir (Tamiflu®)

Un traitement curatif pourra être mis en place si la personne se présente dans les 48 heures suivant l'apparition des premiers symptômes, comme cela est réalisé pour l'instant pour la grippe saisonnière. La posologie recommandée est la même que celle de la grippe saisonnière Mais pour l'instant, évidemment, nous n'avons que peu de données sur son efficacité clinique bien que le produit ait montré une bonne efficacité in vitro sur les virus aviaires connus. Un certain nombre de questions se posent, à savoir : quelle devra être la durée du traitement ? Identique à la grippe saisonnière ou bien plus longue ? Est-ce que les doses devront être majorées ou non ? Toujours est-il que le gouvernement français a acquis ce jour 13 millions de doses de traitement et il pense en acquérir plus dans les mois à venir. Ce traitement est sous la garde de pharmaciens militaires. Il se présente sous la forme de poudre dans des sacs. Cette poudre, par adjonction d'eau, permettra de reconstituer rapidement le produit qui sera ensuite délivré à la population en fonction des zones où l'épidémie sera active. Ce sont les zones de défense qui ont été choisies, avec évidemment un certain nombre de problèmes, notamment le temps qu'il faudra pour :

- **Reconstituer** une quantité suffisante de produit.
- **Assurer son acheminement** sur la zone où sévit l'épidémie.
- **Réaliser sa distribution** en évitant la panique et les rassemblements, sources de contamination.

Le Tamiflu® peut être aussi utilisé à titre préventif à raison d'une prise par jour (au lieu de deux comme dans le traitement curatif) sur une période plus longue. La durée de la période de prévention n'est évidement pas définie. Elle sera sûrement fonction de la durée de l'exposition à un risque potentiel.

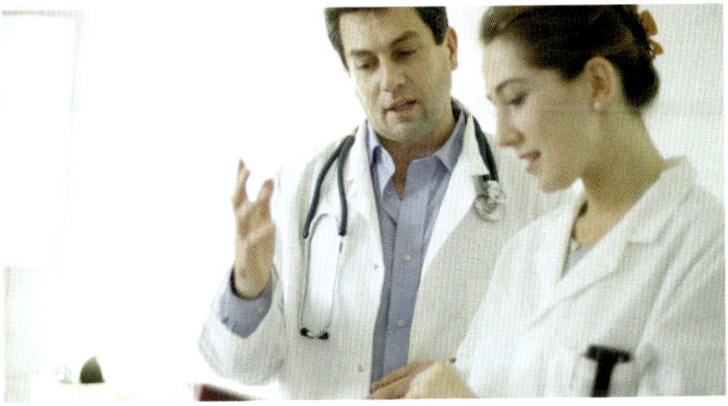

En cas d'épidémie, il est logique qu'une partie du personnel de santé soit lui-même atteint malgré les précautions, notamment l'utilisation des masques de type FFP2. Le Plan prévoit de faire appel à des infirmières et des médecins retraités depuis moins de deux ans, des étudiants en troisième cycle des études médicales, des pédiatres en ville, des médecins d'autres disciplines médicales. Pour les soins de base, on fera appel à des élèves aides-soignants ou à des étudiants en médecine en cours d'étude avant le troisième cycle. Chaque établissement doit dès maintenant identifier ses ressources en vue d'assurer la continuité des soins auprès des personnes grippées sans pour autant désorganiser l'hôpital dans ses autres missions. La première mesure sera évidemment de rappeler les personnels en congé ou en RTT.

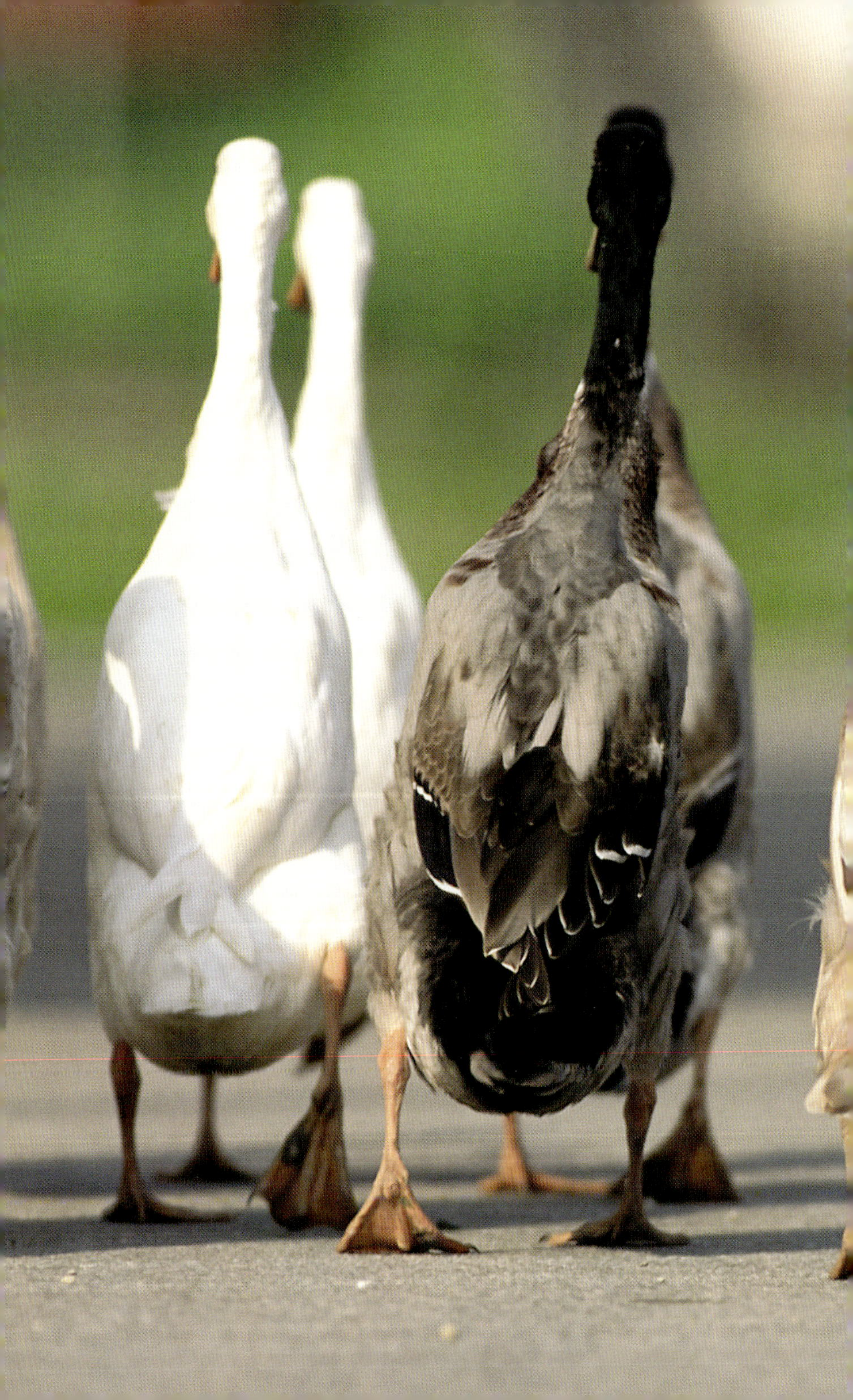

CONCLUSION

l'évolution épidémiologique actuelle de la grippe aviaire, par l'extension du nombre de foyers non ou mal maîtrisés, laisse supposer que les conditions sont requises pour que le virus se modifie pour devenir transmissible d'homme à homme. Si tel est le cas, il pourra générer une pandémie mondiale. La plupart des gouvernements des pays développés ont mis en place des plans voisins, dans leur conception et leur organisation, du plan français présenté ici succinctement. Ces plans comportent un volet « surveillance » permettant de faire rapidement le diagnostic, en cas de survenue d'un cas de grippe aviaire transmissible, et d'intervenir par des mesures passives : cordon sanitaire, c'est-à-dire isolement de la zone où se trouverait le cas, distribution de masques, mise à disposition rapide des traitements curatifs ou préventifs. Ces moyens sont sûrement efficaces mais la grande incertitude sera les modalités de leur application. Dans les pays à faible niveau de ressources, le risque de diffusion de l'épidémie risque d'être majeur.

GRIPPE ET PESTE AVIAIRE : QUESTIONS/RÉPONSES

Les questions posées sont extraites de l'information presse du 08/11/05 du ministère de la Santé et des Solidarités :

Qu'appelle t-on la grippe aviaire ?

La grippe aviaire appelée aussi « grippe du poulet » est une maladie animale dénommée par les vétérinaires « influenza aviaire » ou « peste aviaire ». Il s'agit d'une infection due à un virus de la famille des Orthomyxoviridae qui comprend plusieurs genres (ou types) dont Influenza A. Celui-ci est divisé en sous-types parmi lesquels les sous-types H_5 et H_7. Cette infection peut toucher presque toutes les espèces d'oiseaux, sauvages ou domestiques. Elle est habituellement silencieuse. Dans ce cas, les oiseaux infectés par une souche dite faiblement pathogène ne montrent aucun symptôme. Cependant, les souches faiblement pathogènes peuvent muter et circuler plus rapidement si les barrières sanitaires entre élevages sont insuffisantes. À partir d'une certaine virulence, ces souches provoquent une maladie appelée influenza aviaire ou peste aviaire. Les souches des sous-types H_5 ou H_7 peuvent acquérir un haut degré de virulence (ou de pathogénécité) et devenir des souches dites « hautement pathogènes ». La maladie est alors fortement contagieuse, surtout chez les poulets et les dindes, et est susceptible d'entraîner des épidémies avec mortalité élevée. Ces épidémies animales s'appellent des épizooties.

Épizootie :

on parle d'épizootie de grippe aviaire lorsque la maladie affecte brutalement un grand nombre d'animaux à la fois dans une région donnée.

Peste aviaire :

les vétérinaires parlent aussi de « peste aviaire ». Deux pestes aviaires sont décrites sur les oiseaux : l'influenza aviaire et la maladie de Newcastle due à un autre type de virus et n'ayant aucune conséquence pour l'homme. Après une période d'incubation de 3 à 5 jours, les signes suivants peuvent apparaître : diminution de l'appétit, réduction considérable de la production d'œufs puis évolution vers une mort subite des volailles (avec ou sans symptômes digestifs, respiratoires ou nerveux, la mortalité pouvant atteindre 90 à 100 %).

La transmission :

le virus de la grippe aviaire de type A (H_5/N_1) peut se transmettre de l'animal à l'homme comme le montre le phénomène observé depuis janvier 2004 en Asie. La contamination est aérienne et se fait essentiellement lors de contacts étroits, prolongés et répétés dans des espaces confinés avec sécrétions respiratoires ou des déjections d'animaux infectés. Elle peut se faire de façon directe ou indirecte (par l'intermédiaire des surfaces et/ou des mains souillées par les déjections). Cependant, toutes les personnes exposées au virus ne tombent pas malade. En effet, la maladie de l'homme, la grippe aviaire provoquée par un virus influenza non modifié issu d'un animal, reste un phénomène rare. Le virus de la grippe aviaire de type A (H_5/N_1) peut se transmettre de l'animal à l'homme. Le phénomène observé depuis janvier

2004 en Asie et plus récemment en Turquie (janvier 2006) confirme l'existence de plusieurs cas de transmission de ce type. Un phénomène semblable de transmission d'un virus aviaire à l'homme a été observé en Chine en 1997 (« grippe du poulet à Hong Kong ») avec un virus A (H_5/N_1) et aux Pays-Bas au printemps 2003 avec un virus A (H_7/N_7). La contamination est aérienne et se fait essentiellement lors de contacts étroits, prolongés et répétés dans des espaces confinés avec des sécrétions respiratoires ou des déjections d'animaux infectés, par voie directe ou indirecte (surfaces et/ou mains souillées par les déjections).

Qu'entend-on par « foyers animaux » ?

L'absence de maîtrise des épizooties d'influenza aviaire, c'est-à-dire la multiplication des foyers animaux dans le temps et dans l'espace, favorise les cas de transmission du virus aviaire à l'homme et augmente la probabilité de l'apparition d'un nouveau type de virus susceptible de s'adapter plus facilement à l'homme. Ce mécanisme faciliterait la transmission interhumaine de ce nouveau type de virus avec le risque d'épidémie, voire de pandémie.

Comment est définie la sécurité sanitaire des aliments provenant de volailles ?

Le risque de contamination de l'homme par ingestion de viandes infectées est considéré comme faible, voire négligeable. D'une part, l'infectiosité des virus influenza est détruite très rapidement à des températures supérieures à 60 °C (pendant 5 minutes à 60 °C ou 1 minute à 100 °C). D'autre part, dans l'hypothèse d'une ingestion de viande de volaille ou d'œuf contaminés et crus, le virus serait détruit par l'acidité du liquide gastrique (voir le site de l'AFSSA : http://www.afssa.fr, fiche d'évaluation du risque encouru par l'homme lié à la consommation de viande de volaille infectée par un virus influenza aviaire). Enfin, les produits d'origine avicole et les volailles issus des pays atteints d'influenza aviaire sont interdits d'importation en Europe. Ces dispositions sont contrôlées par les Services vétérinaires et les douanes des États membres.

Existe-t-il des tests de diagnostic rapide de la maladie chez les animaux ?

Des tests à visée diagnostique existent. Ils permettent d'identifier le virus grippal sans pouvoir en préciser le type.

Hormis les oiseaux, quelles autres espèces animales la grippe aviaire peut-elle infecter ?

Le porc et, de manière beaucoup plus rare, les félidés, les furets, les hermines (mustélidés). D'autres espèces peuvent être sensibles comme les mammifères marins (phoques, baleines…), le vison, le cheval et, sous certaines conditions, tous les animaux de laboratoire (souris, rat, furet, cobaye, lapin). Même le chien peut être sensible au sous-type H_3H_8.

Quelles sont les mesures sanitaires à prendre en France en cas de survenue de cas de virus influenza aviaire dans un élevage ?

- Des mesures visant à limiter l'extension de la maladie dans les élevages touchés : elles sont prises par les Services de la Direction générale de l'alimentation (DGAl) du ministère chargé de l'Agriculture (voir le site : http://www.agriculture.gouv.fr).
- Des mesures visant à éviter les risques de transmission du virus influenza aviaire à l'homme et à éviter ses conséquences possibles (voir la question sur les réassorti-

ments). Ces mesures sont graduées en fonction de l'évolution de la situation épidémiologique en France. Elles sont de trois types et s'adressent aux personnes les plus exposées, c'est-à-dire celles qui travaillent ou interviennent dans une zone contaminée :

- Mesures de protection et d'hygiène individuelle visant à éviter tous risque de transmission du virus influenza aviaire à l'homme dans l'exploitation affectée (outre les recommandations émises par les services vétérinaires comme la mise en place de pédiluves à la sortie des bâtiments contaminés, le port de combinaison et de masques de protection, etc.), notamment :
  - Le lavage fréquent des mains à l'eau et au savon puis rinçage à l'eau, surtout dès la sortie des exploitations.
  - Le lavage puis la désinfection des bottes à la sortie des exploitations.
- Mesures de protection individuelle visant à prévenir l'infection par le virus influenza aviaire chez l'homme : un traitement prophylactique antiviral serait donné sur prescription médicale aux populations les plus exposées dans l'exploitation affectée par la grippe aviaire.
- Mesures de protection collective visant à limiter le risque de réassortiment génétique : une vaccination contre le virus de la grippe humaine (vaccin inactivé de la saison en cours) des populations les plus exposées serait décidée par les autorités sanitaires.

Est-il possible de confiner toutes les volailles ?

En France, la majeure partie des volailles sont élevées en bâtiments. Seuls sont concernés les élevages dits de

« plein air », comme les canards gras. Confiner ces volailles à l'intérieur des bâtiments viserait à éviter leur contact avec les oiseaux sauvages. Après examen des couloirs de migrations connus, des périodes de migration, de la diversité des espèces et après analyse des comportements, notamment des oiseaux sauvages aquatiques, les experts de l'AFSSA soulignent que le risque de contamination est estimé modéré pour les élevages de canards en plein air, faible pour les élevages en plein air de poulets et poules pondeuses. À ce stade, un confinement ne se justifie que dans les zones présentant un risque particulier.

Pourquoi est-il important de nourrir les volailles à l'intérieur des bâtiments ?

Dans le cas où l'élevage des animaux est réalisé avec des parcours en plein air, la distribution d'aliment peut attirer des oiseaux sauvages. La distribution d'aliment à l'intérieur minimise donc la promiscuité entre oiseaux sauvages et domestiques ce qui vise à restreindre le risque de passage de virus entre les espèces sauvages et domestiques.

Existe-t-il un vaccin pour les volailles ?

Dans le monde, des vaccins existent et sont utilisés. Actuellement, il n'y a en France ni AMM (Autorisation de mise sur le marché), ni ATU (Autorisation temporaire d'utilisation) pour des vaccins H_5 ou H_7 destinés aux volailles.

Ne faudrait-il pas dès maintenant vacciner toutes les volailles françaises ?

L'évaluation des risques ne justifie pas la généralisation

de telles mesures qui peuvent avoir un impact négatif sur la prévention d'une épizootie par le masquage d'une infection précoce qui pourrait passer inaperçue. Jusqu'ici, l'approche de la lutte contre les virus influenza est exclusivement sanitaire, c'est-à-dire qu'elle consiste en l'abattage de tous les animaux dans les foyers et l'interdiction de la vaccination. Compte tenu de l'évolution récente de la situation épidémiologique, l'opportunité d'envisager la vaccination contre le virus H_5N_1 fait actuellement l'objet d'une discussion à l'AFSSA. Les données disponibles à ce jour concernant l'efficacité des vaccins sur les différentes espèces aviaires sont encore imprécises et incomplètes.

Les professionnels du secteur avicole bénéficieront-ils d'une aide financière si des millions de volailles devaient être abattues ou confinées ?

L'influenza aviaire est une maladie réputée contagieuse selon le Code rural. À ce titre, toute suspicion clinique par les éleveurs doit être déclarée au vétérinaire sanitaire qui, s'il la valide, en informe la Direction départementale des services vétérinaires. La confirmation de la maladie entraîne des mesures de police sanitaire dont l'abattage. Dans ce cas, une indemnisation des éleveurs est prévue par arrêté ministériel du 30 mars 2001.

Les eaux de surface provenant de plans d'eau et servant au nettoyage et à l'abreuvement des volailles constituent-elles un risque ?

Certainement car l'excrétion des virus influenza est importante par les fientes contaminant ainsi les eaux de surface. La survie du virus dans les eaux douces de surface peut être de plusieurs semaines.

Les filets de sécurité pour éviter les contacts avec les oiseaux sont-ils vraiment efficaces ?

Ils peuvent éviter un contact étroit entre oiseaux sauvages et oiseaux domestiques. Toutefois ils ne peuvent être considérés comme totalement efficaces car ils peuvent aussi servir de perchoir à la faune sauvage facilitant ainsi la retombée de fientes sur les parcours des oiseaux domestiques.

Les volailles peuvent-elles être contaminées sans présenter les critères d'alerte objectifs tels que les chutes des pontes ou de consommation ?

Les volailles peuvent être infectées et présenter des symptômes frustres ou l'absence de symptômes lorsque des souches faiblement pathogènes sont en cause. Certaines espèces sont plus résistantes que d'autres et les canards peuvent être infectés par des souches pathogènes en ne présentant que des signes cliniques très discrets. La souche circulant actuellement en Asie provoque des signes cliniques importants chez les volailles domestiques.

Sur 60 élevages testés début 2005, 12 se sont révélés positifs au virus H_5. La France est donc une nation très vulnérable ?

Non. On ne peut parler de nation très vulnérable. Il y a une situation particulière de portage sans symptôme chez des canards, notamment de souches virales faiblement pathogènes. Cette situation existe sans doute depuis de nombreuses années. Néanmoins, du fait d'une probabilité non quantifiable de mutation de ces souches faiblement pathogènes, ces dernières peuvent devenir hautement pathogènes après contact avec les poulets ou les dindes beaucoup plus sensibles que le canard.

Des précautions doivent être prises par les éleveurs pour bien séparer les espèces les unes des autres dans leurs élevages. L'enquête conduite en 2005-2006 a été étendue à l'ensemble des élevages de canards et d'oies reproducteurs ou futurs reproducteurs.

Les chasseurs peuvent-ils être contaminés par le gibier ?

S'il s'agit du gibier à plume la réponse est oui. L'Office national de la chasse et de la faune sauvage (ONCFS) a d'ailleurs déjà prévu d'avertir les chasseurs sur les protections à prendre dans le cadre du protocole de surveillance de l'avifaune sauvage. Néanmoins, le contact se ferait avec des cadavres en plein air, contexte différent des atmosphères confinées propices aux contaminations par aérosol. Des mains sales contaminées et portées sur les muqueuses oculaires ou sur la bouche pourraient être la source de contamination. Un autre problème concerne les chasseurs qui utilisent la technique des appelants qui peuvent être infectés de manière asymptomatique. En effet, les chasseurs peuvent avoir des contacts étroits avec les appelants dont l'usage est interdit. Il est déjà prévu d'effectuer une surveillance sérologique de ces appelants. Concernant le gibier à poil, rien n'est impossible mais a priori cela devrait d'abord se manifester sur le gibier à plume.

Ne serait-il pas plus prudent d'interdire la chasse (les chasseurs utilisent les canards domestiques, les « appelants » qui attirent les canards sauvages) ?

À la lumière de l'avis de l'AFSSA, une série de recommandations ont été mises en place pour restreindre les possibilités de circulation des virus entre les espèces sauvages et les espèces domestiques. Cela passe par le respect de bonnes pratiques d'élevage qui nécessitent la séparation des espèces sauvages et domestiques. L'ONCFS, en lien avec le ministère de l'Agriculture, a recommandé aux détenteurs d'appelants de ne pas les élever en contact avec des volailles domestiques. Dans le cadre de la surveillance renforcée de la filière canards, ces appelants font l'objet de prélèvements spécifiques pour détecter une possible circulation de souches de virus de l'influenza aviaire. De plus, le programme de surveillance des oiseaux sauvages a été activé afin de réaliser des recherches lors de toute mortalité anormale. Interdire la chasse serait une mesure disproportionnée par rapport au risque tel qu'il est évalué à ce jour.

Comment contrôler efficacement le commerce illégal d'oiseaux (perruches, faisans...) ?

Pour être importés légalement sur le territoire communautaire, les oiseaux doivent venir d'un pays ou de zones indemnes d'influenza aviaire notamment. Ils doivent être accompagnés de certificats sanitaires et respecter les règles prévues par la convention de Washington qui vise à protéger les espèces animales et végétales considérées comme menacées d'extinction. Le respect de l'ensemble de ces mesures est vérifié d'une part par les Services vétérinaires dans les postes d'inspection frontaliers et d'autre part par les douanes. L'importation en contrebande d'espèces protégées est considérée comme un délit douanier entraînant la confiscation totale et une amende. De même, l'importation d'oiseaux sans respecter les règles sanitaires est passible de sanctions pénales. Le problème s'est posé récemment à l'aéroport de Bruxelles où deux aigles en provenance de Thaïlande étaient contaminés par le virus H_5N_1.

Les oiseaux migrateurs constituent-ils une réelle menace pour les volailles domestiques ?

Oui dans la mesure où ils sont porteurs de souches faiblement pathogènes qui, si elles se multiplient chez les poulets et les dindes, peuvent muter en souches hautement pathogènes. On ignore actuellement la capacité de migration d'un oiseau sauvage infecté par un virus pathogène. Par ailleurs, les couloirs de migrations sont bien connus et une éventuelle mortalité anormale de ces oiseaux migrateurs est recherchée.

La grippe distinguée des autres maladies respiratoires :

l'histoire attribue au médecin britannique Thomas Willis la reconnaissance de la grippe. Il décrit l'association de la toux, de l'expectoration, de la fièvre et de l'asthénie, des douleurs musculaires mais surtout il signale le caractère épidémique et son apparition brutale. Au XVIIIe siècle, il semble qu'il y aurait eu cinq pandémies grippales et trois au XIXe siècle dont celle de 1898-1900 qui a été très grave. La suite, on la connaît mieux : la grippe espagnole de 1918 a touché un milliard d'individus et a provoqué entre 20 et 40 millions de décès dont 210 000 en France.

Le virus n'en est pas à son coup d'essai :

on pensait, jusqu'à une époque récente, que les virus aviaires ne pouvaient pas être pathogènes pour l'homme sans passer par un hôte intermédiaire comme le porc. L'épidémie du poulet de 1997 à Hong Kong apporte la preuve de la possibilité d'un passage direct. En effet, le H5N1 a été isolé chez un enfant qui est mort des complications de la grippe. L'épizootie a été arrêtée par l'abattage massif des volailles. Depuis, d'autres virus aviaires ont sévi : H_9N_2 en 1999 ainsi qu'en 2003 à Hong Kong et H_7N_7 aux Pays-Bas en 2003.

Comment est dénommé un virus de la grippe ?

Il existe trois types majeurs de virus grippaux : A, B et C. B et C n'infectent que l'homme, A est infectant d'abord pour les oiseaux et occasionnellement pour les chevaux, les mammifères marins, les porcs et l'homme. Pour désigner un virus grippal, on indique d'abord son type antigénique : A, B ou C, l'hôte d'origine, l'origine géographique du premier isolement, le numéro de la souche, l'année d'isolement et, pour les souches A, la nature de l'hémagglutinine et la neuraminidase.

- Exemple :

A	Quail	HK	G	97	H_9	N_2
Type antigénique	*Animal d'origine*	*Lieu d'isolement*	*N° d'isolement*	*Année*	*Type d'hémagglutinine*	*Type neurminidase*

Qu'est-ce qu'une cassure antigénique ?

La cassure est un changement antigénique brusque et complet de la neuraminidase ou/et de l'hémagglutinine. Si le nouveau virus est adapté à une espèce, il va être responsable d'une pandémie caractérisée par la rapidité et l'intensité de la diffusion de la maladie. Il y a eu par exemple le virus de la grippe asiatique de 1956 (H_2N_2) et le virus de la grippe de Hong Kong de 1998 (H_3N_2).

Qu'est-ce qu'un glissement antigénique :

c'est une évolution progressive et permanente des antigènes de surface donnant les virus responsables des épidémies saisonnières hivernales et atteignant surtout les enfants non immunisés. Les virus A évoluent sur zones, ceux de type B sur 5 ou 6 ans. Il n'est pas exclu qu'une épidémie A côtoie une épidémie B voire C ce qui explique que le vaccin annuel comporte trois virus différents.

Que faire lors de la découverte d'oiseaux morts ?

Pour suspecter un virus influenza hautement pathogène, plusieurs conditions doivent être réunies :

- Le nombre d'oiseaux trouvés morts doit être supérieur ou égal à 5
- Dans un même endroit, c'est-à-dire environ un rayon de 500 mètres
- Au même moment, c'est-à-dire au cours d'une même semaine
- Chez des oiseaux habituellement peu sensibles aux infections par le virus influenza, tels les canards
- Aucune autre cause évidente ne doit pouvoir être évoquée, notamment l'intoxication, en particulier par le Ponchas, ou l'électrocution.

Comme pour toute mort suspecte qui pourrait avoir une origine infectieuse, les mesures de biosécurité s'imposent. Surtout éviter de manipuler les oiseaux sans gants, mettre les oiseaux dans un sac étanche bien fermé et se laver les mains soigneusement. Il s'agit évidemment d'une maladie à déclaration obligatoire qui doit être signalée à la Direction départementale des services vétérinaires. En dehors de ces conditions, si par hasard on amène un seul oiseau mort à un vétérinaire, le diagnostic peut être effectué, mais sera à la charge du demandeur. Il faut savoir qu'il s'agit d'examens dont le coût est très élevé. Il existe six laboratoires de référence pour la recherche de ces virus hautement pathogènes en France ; ils sont situés dans l'Ain, la Côte-d'Or, les Côtes-d'Armor, les Landes, la Loire-Atlantique, la Vendée.

GRIPPE ET PESTE AVIAIRE : IDÉES REÇUES...

La grippe saisonnière touche surtout les personnes âgées ?

Faux. La grippe concerne surtout les jeunes enfants mais elle est plus grave chez les personnes âgées. Les jeunes enfants transmettent souvent la grippe à leurs parents car on observe un pic de fréquence de cette maladie chez les parents d'enfants jeunes.

Le vaccin contre la grippe saisonnière est efficace à 100 % ?

Faux. Le vaccin a un taux d'efficacité compris entre 70 et 98 %. Il dépend de l'état immunitaire de la personne vaccinée. Plus la personne a un système immunitaire déficient (personnes âgées), moins l'efficacité du vaccin est importante.

La grippe saisonnière peut être traitée par un antiviral spécifique ?

Vrai. La grippe saisonnière peut être traitée par l'Oseltamivir (Tamiflu®). Ce médicament va bloquer la neuraminidase qui permet la libération du virus. Ce médicament limite la contamination à d'autres cellules. Pour qu'il soit efficace, il doit être administré dans les 48 heures suivant l'apparition des premiers symptômes.

Le virus de la grippe aviaire est transmissible actuellement d'homme à homme ?

Faux.. Pour l'instant ce virus n'est transmissible que

d'un animal (oiseau) contaminé à un homme. Il n'a pas été encore décrit de transmission interhumaine.

Un vaccin contre la grippe aviaire pandémique, c'est-à-dire un virus capable de se transmettre d'homme à homme, est déjà disponible ?

Faux. Ce virus n'existant pas pour l'instant, il n'est pas possible de fabriquer un vaccin. Il n'y a donc pas de vaccin spécifique contre ce virus.

Le port de masque de protection est inutile en cas d'épidémie de grippe ?

Faux. Le port de masque limite la contagion de personne à personne. Dans certains pays asiatiques, la population utilise systématiquement un masque dès qu'une personne est atteinte par une infection respiratoire (rhino-pharyngite, toux...). Cette habitude n'est pas encore arrivée en France, pourtant c'est un très bon moyen de prévention.

Tous les masques de prévention sont identiques ?

Faux. Il existe des masques anti-projections et des masques capables de filtrer l'air et d'arrêter les particules virales. L'efficacité de ce type de dispositif de protection est fonction de sa qualité. Pour éviter la transmission de la grippe aviaire pandémique, il sera recommandé de porter des masques FFP2 parfaitement adaptés au visage de façon à supprimer toute fuite d'air. Le ministère de la Santé a mis en place un Plan pandémique en cas de risque de grippe aviaire transmissible de personne à personne. Si ce type d'épidémie survenait, il est indispensable que tous les Français respectent scrupuleusement les indications qui leur seront alors données.

L'Oseltamivir (Tamiflu®) est efficace sur le virus de la grippe aviaire ?

Vrai. Les essais réalisés en laboratoire montrent son efficacité. Toutefois, in vivo, les résultats ont été plutôt médiocres car bien souvent le traitement a été administré tardivement.

Existe-t-il un vaccin contre le virus de la grippe aviaire animale ?

Vrai. Il existe actuellement un vaccin contre le virus de la grippe aviaire connu, c'est-à-dire un vaccin à usage vétérinaire. Il n'existe pas de vaccin contre le virus de la grippe aviaire à usage humain car le virus transmissible d'homme à homme n'existe pas pour l'instant.

Les appareils de protection respiratoire sont efficaces pour lutter contre la contamination par les virus grippaux ?

Vrai. Ces masques ont la propriété de limiter la diffusion des particules à partir d'un patient (masques chirurgicaux). Les masques FFP2 ont la capacité de réduire la contamination des personnes exposées à des particules émises par des personnes malades.

Le port de lunettes est sans intérêt pour prévenir les risques de transmission du virus de grippe aviaire ?

Faux. Les lunettes, comme les masques et dispositifs de protection, font partie des moyens de prévention réduisant les risques de contamination.

Consommer de la volaille cuite constitue un risque de contracter la grippe aviaire ?

Faux. La chaleur détruit le virus. À partir du moment où une volaille est cuite, le risque alimentaire est ramené à 0.

En cas de contamination probable par le virus de la grippe aviaire, vous devez vous rendre immédiatement à l'hôpital le plus proche ?

Faux. Vous devez rester à votre domicile, porter un masque anti-projection, contacter votre médecin traitant ou le centre 15 qui déterminera si vous êtes réellement un cas probable et qui décidera alors de l'attitude à adopter.

Si vous découvrez un oiseau mort, il faut immédiatement appeler les services vétérinaires ?

Faux. C'est à partir de 5 oiseaux morts dans un périmètre limité qu'il faut contacter les services vétérinaires départementaux. En attendant leur arrivée, vous ne devez évidemment pas toucher le cadavre des oiseaux.

Le lavage des mains fait partie des mesures de prévention ?

Vrai. Le lavage des mains, en cas de contact avec une personne suspecte ou avec des oiseaux possiblement contaminés, fait partie des mesures de prévention. Les solutés hydro-alcooliques font partie des produits pouvant permettre une désinfection rapide.

LEXIQUE

Anticorps neutralisants : anticorps ayant la capacité de neutraliser l'action d'un virus.

Cellules de l'immunité : ces cellules spécialisées ont plusieurs missions. Tout d'abord elles doivent reconnaître les antigènes (les agresseurs). Ce sont essentiellement les macrophages et des cellules apparentées, les cellules dendritiques. Ces cellules sont dans notre peau et dans nos muqueuses (tube digestif, poumons), tissus par lesquels les agents infectieux pénètrent. Ces cellules, capables de reconnaître les intrus, informent d'autres cellules, notamment les lymphocytes B producteurs d'anticorps mais aussi les lymphocytes T. Il existe deux catégories de ces lymphocytes : les CD4 produisant des substances toxiques pour les intrus (interféron contre les virus) et les lymphocytes CD8 capables d'agir directement contre l'agent infectant. Certains lymphocytes ont pour mission de se souvenir des antigènes. On les appelle lymphocytes mémoire.

Endémie : maladie qui existe dans une zone donnée sous forme de cas sporadiques.

Épidémie : atteinte simultanée d'un grand nombre de personnes par la même maladie contagieuse dans une zone donnée.

Épidémiologie : discipline qui étudie les différents facteurs intervenant dans l'apparition des maladies infectieuses ou non. Elle étudie leur fréquence, leur mode de distribution, leur évolution et la mise en œuvre des moyens nécessaires à leur prévention.

Épitope : fraction spécifique d'un antigène à l'origine d'une réponse immunitaire.

Épizootie : maladie contagieuse qui atteint un grand nombre d'animaux.

Immunité : résistance naturelle ou acquise face à un agent infectieux. Les réactions de défense acquise de l'organisme font appel à plusieurs mécanismes : l'immunité humorale qui est assurée par les anticorps (ce sont des substances chimiques présentes dans le sérum) et l'immunité cellulaire qui est sous-tendue par l'action des globules blancs et notamment des lymphocytes qui jouent un rôle prépondérant.

Interféron : protéine produite par les cellules infectées (lymphocytes) par un virus qui rend les cellules résistantes à toute autre infection virale.

In vitro : phénomène biologique observé expérimentalement dans un tube à essai.

In vivo : phénomène biologique observé chez un être vivant (homme ou animal).

Lymphocytes : cellules du sang qui ont un rôle majeur dans les mécanismes d'immunité cellulaire et humorale.

Œdème pulmonaire : passage de liquide en provenance du sang (plasma) à l'intérieur des alvéoles qui normalement doivent être remplies d'air. L'?dème pulmonaire peut être en relation avec un déséquilibre des pressions de perfusion des alvéoles mais peut être aussi dû à une altération de la barrière séparant le plasma de l'air présent dans les alvéoles. Le virus grippal peut altérer cette barrière.

Pandémie : épidémie qui atteint les populations d'une zone géographique très étendue, un ou plusieurs continents voire le monde entier.

Récepteur cellulaire : site sur la paroi d'une cellule sur lequel peuvent se fixer spécifiquement diverses substances : antigène, virus, anticorps, etc.

Réplication : duplication du matériel génétique.

Réplication virale : capacité d'un virus de se répliquer, c'est-à-dire de se multiplier.

Réponse immunitaire : c'est l'ensemble des moyens par lesquels l'organisme se défend. Il dispose d'anticorps et de cellules spécialisées qui ont la mémoire de l'attaque précédente. Ces défenses sont prêtes à réagir en cas de nouvelle agression. Les anticorps, produits par des lymphocytes B, sont spécifiques des antigènes. Ce sont des immunoglobulines qui circulent en permanence dans le sang. Ce mécanisme de défense s'appelle l'immunité humorale.

VRS : Virus respiratoire syncitial. Ce virus, chaque hiver, provoque des bronchiolites chez les nourrissons.

D/F

BIBLIOGRAPHIE

«Avian influenza» in Revue Emerging Infectious Diseases, 2006, 12 (1) : 1-181.

Médecine et maladies infectieuses, conférence de consensus « *Prise en charge de la grippe en dehors d'une situation pandémique en 2005* ».

Pour en savoir plus :

Le Plan Grippe Aviaire du ministère de la Santé : www.sante.gouv.fr

Bulletin hebdomadaire international, Institut national de veille sanitaire, 12 rue du Val d'Osme, 94415 SAINT MAURICE cedex France, www.invs.sante.fr

Bulletin du GROG, Coordination nationale des GROG, Open Rome, 67 rue du Poteau, 75018 PARIS, www.grog.org

Dans la collection "C'est naturel, c'est ma santé" :

- *Cuisson et santé*
- *Dites non au cholestérol*
- *Docteur, c'est la prostate ?*
- *Éliminez le sel, retrouvez la forme !*
- *Ginseng : mille ans de bienfaits*
- *Je nourris mon enfant*
- *La diététique du diabète*
- *La nouvelle ménopause*
- *La nouvelle minceur*
- *La vérité sur les vaccins*
- *Le chocolat, du plaisir à la santé*
- *Le guide pratique des vitamines*
- *Le pouvoir des Oméga-3*
- *Le sommeil retrouvé*
- *Le syndrome XXL*
- *Les bobos de vos enfants*
- *Les bons sucres pour maigrir*
- *Les miracles du soja*
- *Le mal de dos, c'est fini*
- *Les nouvelles plantes qui soignent*
- *Les plantes du bonheur*
- *Les secrets de santé des antioxydants*
- *Les secrets de santé du thé*
- *L'olivier, trésor de santé*
- *Maigrir selon vos hormones*
- *Mémoire totale*
- *Millepertuis : antidépresseur naturel*
- *Plus jamais fatigué !*
- *Programme jambes légères*
- *Rhumatismes : votre ordonnance naturelle*
- *Stress contrôle*
- *Une grossesse heureuse*
- *Une peau zéro défaut*
- *Vaincre l'allergie*
- *Victoire sur l'arthrose*
- *Vivre avec un enfant hyperactif*
- *Votre santé par les huiles essentielles*
- *Votre santé par les plantes*

Pour être tenu informé régulièrement des nouvelles parutions d'Alpen Éditior
vous pouvez vous inscrire sur notre site internet : **www.alpen.r**
ou adresser vos coordonnées et/ou votre adresse email à l'adresse suivant
Alpen Éditions - 7, rue du Gabian - 98000 Monaco